闵行区科普基金资助项目

出院病人健康教育与中医调养丛书

# 妇产科出院病人中医调养

**总主编** 孙文善

**本册主编** 许金玉

**编写人员**（按姓氏笔画为序）

马艳华　孙文善　许金玉

张丽文　贺晓敏

复旦大學 出版社

# 丛书编写顾问委员会

（以姓氏笔画为序）

# 总　序

随着现代医学的不断发展,人民生活水平的逐步提高,以及老龄化社会的到来,我国疾病谱亦发生了明显的变化。现在,严重威胁人民生命和健康的慢性非传染性疾病(简称慢性病,如高血压、冠心病、脑卒中、恶性肿瘤、糖尿病)已成为全世界的突出问题。近年来,我国心脑血管疾病、恶性肿瘤等重大慢性病发病率快速增长,发病年龄明显提前,慢性病的死亡人数已占总死亡人数的70%以上,并呈持续上升趋势,约25%的城市居民患各种慢性病。慢性病已成为我国城乡居民死亡和生活质量下降的主要原因。健康教育的缺失,导致三率偏低(知晓率、治疗率、控制率),这是慢性病患病率上升的主要原因之一。

长期以来,卫生医疗部门一直将院前急救、在院治疗作为医院工作的重点,而普遍忽视了病人出院以后的康复随访或后期治疗。另外,由于目前我国医疗条件及医疗资源有限,医院治疗只是其中的一个重要阶段,为此医生一般会在病人住院期间教授各种功能锻炼方法和出院后注意事项。但有些病人并不注意医生的提醒,出院后造成一些不应出现的后遗症或疾病复发。出院后病人存在的主要问题包括:①缺乏用药指导及自身疾病的康复知识;②缺乏饮食起居方面的保健知识,仅从电视上获得零星的养生教育;

③容易受到各种媒体广告影响,盲目服用保健品或追求新的治疗方式;④缺少营养指导和心理疏导,病人存在一定的无助和孤独感。

健康教育是通过有计划、有组织、有系统的社会教育活动,使人们自觉地采纳有益于健康的行为和生活方式,消除或减轻影响健康的危险因素,预防疾病,促进健康,提高生活质量。健康教育的核心是教育人们树立健康意识、促使人们改变不健康的行为生活方式,养成良好的行为生活方式,以降低或消除影响健康的危险因素。通过健康教育,能帮助人们了解哪些行为是影响健康的,并能自觉地选择有益于健康的行为生活方式。因此,通过出院后的健康教育,不但可以解答病人出院后的有关疑问,对其正规服药、培养良好的生活方式、提高生活质量起到了一定的干预作用。

中医调养是指通过各种方法在疾病的康复过程中以中医方式增强体质,使病情尽快治愈,预防疾病复发,从而达到提高生活和生命质量的一种健康活动。中医调养有食养、药养、针灸、按摩、气功等丰富多样的技术和方法,这些方式具有简、便、验、廉、安的特点,能够更好地发挥整体调节、综合干预的优势,更适合脏腑功能减退、代谢功能较差、出院之后的广大人群。随着经济的高速发展,民众对生活质量和健康水平的要求也越来越高。临床实践表明,出院后病人对中医调养信息具有强烈的渴求,对身体健康、寿命延长充满渴望。在病人出院后康复过程中,医生和药物所起的作用较少,身体的恢复更多依赖于自我调节,也就是修复自愈力的过程。尽量依靠内力来治愈疾病,这是中医的根本宗旨,也是医疗的至高层次,传统的中医养生理论正好合乎世人的需求。

然而,在中医养生热潮下,由于缺乏相应的专业指导信息,很多错误的保健信息误导着出院之后的病人。众多非医学专业出版社出版的有些养生书籍,编辑缺乏相关专业知识背景,导致养生图书市场良莠不齐,甚至出现相互矛盾的宣传。因此,专业医务人员注重专业书籍的撰写,对健康养生科普,特别是中医养生科普的忽视,也是当前养生市场混杂的因素。病人出院后缺乏相关的健康教育和养生书籍,往往易受非专业书籍和媒体的影响,盲目进补和排毒,导致错误的身体调养,甚至疾病加重。

本丛书主要针对出院病人这一特殊群体和阶段,给出了在该阶段需要的健康教育和中医调养指导,实现了医院健康教育的延续;丛书根据调查需求,按照病种进行健康教育和中医调养指导,方便病人和家属查阅和使用,更具有实用性;丛书内容将现代健康教育和中医调养相结合,既具有科学性和先进性,又具有丰富的传统文化内涵,符合大众养生保健的实际需求。

本丛书首先通过对各科室医务人员和病人、家属等进行调查,了解出院后病人的需求和经常遇到的问题,总结影响疾病出院后康复和复发的各类因素,联合疾病相关医学专家、中医学专家、护理专业人员共同撰稿,形成一系列的科普书籍出版,向病人及亲属系统介绍出院后各类疾病的健康用药指导和中医调养知识。通过健康教育与中医养生的有机结合,使出院后的病人与家属按图索骥,及时获得疾病相关的健康教育和中医调养知识,减少盲目就医和保健品滥用。本丛书的出版,希望有助于病人疾病的护理和康复,提高病人生活和生命质量,而且对提高大众对健康教育和中医学的认知,减少疾病的发生也具有重要意义。

在本丛书编写过程中,得到复旦大学附属上海市第五人民医院各级领导以及各位专家的大力支持,在此一并致谢。由于本丛书涉及科室和人员较多,编撰过程中在内容和编排方面有不当之处,敬请读者批评指正,以便再版时修订。

孙文善

复旦大学附属上海市第五人民医院

2016 年 12 月

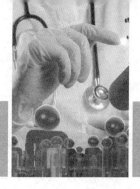

# 目 录

## 产科篇

## 妇科篇

# 产科篇

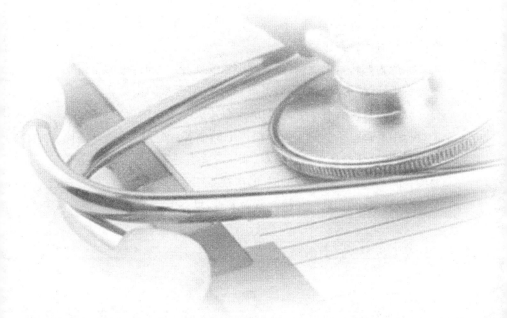

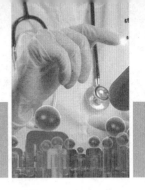

# 第一章
# 流　产

　　妊娠不足 28 周、胎儿体重小于 1 000 g 而终止者称流产（abortion）。流产发生于妊娠 12 周前者称为早期流产，发生在妊娠 12 周至不足 28 周者称为晚期流产。流产的临床表现主要为停经后阴道流血和腹痛。按流产发展的不同阶段，分为先兆流产、难免流产、不全流产和完全流产，此外，流产尚有 3 种特殊情况：稽留流产、复发性流产和流产合并感染。

　　流产为妇科常见疾病，如处理不当或处理不及时，可能遗留生殖器官炎症，或因大出血而危害孕妇健康，甚至威胁生命。

　　流产对身体具有一定的损伤，不仅丢失一定量的血液，加上流产过程中心理上承受的压力和肉体上的痛苦，使流产后的身体比较虚弱，甚至还会出现贫血倾向。因此，适当地进行补养是完全必要的，而补养的程度、持续的时间，应视流产者的体质、失血量的多少，全面衡量而宜，既避免摄入营养太过，也不可缺乏。

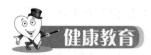

## 一、饮食指导

### 1. 流产后饮食可以和平常一样吗?

流产后 2 周内应注意休息,在饮食上避免生冷辛辣东西,不喝酒,增加营养,以清淡、营养丰富的鱼、肉、蛋、豆制品等为主,或蛋白质丰富的食物,以及富含维生素的新鲜蔬菜为主。

流产后的最初几天里,应禁忌辛辣等刺激性强的食物,以及活血类食物,如辣椒、酒、醋、胡椒、姜等,这类食品均能刺激性器官充血,增加月经量。也要忌食螃蟹、田螺、河蚌等寒性食物。烹调方式以清蒸为佳,使食品清香鲜嫩可口,利于消化。

### 2. 流产后该注意哪些方面?

流产后的最初 2～3 天,阴道流血量一般相当于月经量或略多于月经量,最长不超过 15 天。如果出现出血量时间过长,出血量大于平时月经量或伴有明显腹痛等,提示有感染或流产不全,建议到医院就诊,并做 B 超检查。另外,流产后保持会阴清洁,阴道流血未净时禁盆浴,可以淋浴。1 个月内禁忌性生活,计划怀孕需在流产半年后。流产后可能很快恢复排卵,应采取避孕措施,以免再次妊娠。

### 3. 人工流产术后该如何饮食调理?

病人膳食的热量应高一点,摄入营养价值较高的蛋白质、多种维生素和无机盐类,尤其要补充铁质及充足水分。应当多食营养丰富、易于消化吸收的食物。可选用鲜鱼、鸡、鸡蛋、肝脏、动物血、瘦肉、豆制品、乳类、新鲜蔬菜水果。主食应先吃流质、半流质,如牛奶、米粥、面条;而后增加米饭、馒头、包子等。

**4. 流产后为何要多喝水?**

人工流产术后,由于身体较虚弱常易出汗,因此补充水分很重要。但是应少量多次补充,减少水分蒸发量;汗液中排出水溶性维生素较多,尤其是维生素 C、维生素 $B_1$、维生素 $B_2$。同时还应多吃新鲜蔬菜、水果,有利于防止便秘。

## 二、 护理指导

**1. 流产后为何要注意休息?**

流产会使子宫内膜留下创面,若过早地活动,很可能会延长阴道出血的时间,所以流产后一定要充分地休息好。一般来讲,流产后头 3 天最好能卧床休息。如果过早地从事体力劳动或体育锻炼,极易发生子宫脱垂。

**2. 流产后如何做好个人调养?**

(1)暂停同房。流产后 1 个月内,最好暂停性生活,以防生殖器官感染。

(2)清洗外阴。流产后分泌物增多,阴道成为细菌感染繁殖的温床,因此,每天温开水清洗 1~2 次,以保持外阴部的清洁。

(3)勤换内衣。要保持贴身衣物的清洁无菌,内裤要常洗、常晒、常换,勤换卫生巾,保持外阴的干爽洁净。

(4)禁止坐浴。由于流产后分泌物较多,最好采取淋浴的方式;如果在流血未干净前坐浴,脏水流入阴道内更易引发感染。

**3. 流产后情绪调整很关键吗?**

流产与分娩的最大区别就是:失与得。流产,除了身体上有创伤之外,还要面对失去宝宝的痛苦,所以导致女性心情非常低落。这个时候,心情调节是非常重要的,不论是对孕妇的身体,还是对整个家庭的和谐,都是有所帮助的。

**4. 流产后如何调整心态?**

（1）自我调节。寻找情绪释放的方式,如用听音乐、看书、看碟片等转移注意力的方法,让自己的情绪平静下来。

（2）和谐伴侣。作为丈夫,对流产后的妻子更要谨慎呵护,除了身体上的照顾,心理的抚慰也同样重要,尽可能向她表达你的爱与关怀,让她忘记流产带来的负面影响。

**5. 人工流产术后会影响月经吗?**

人工流产术后一般在 3～5 天阴道流血逐渐停止,最多不超过 10～15 天,如果阴道流血量超过月经血量,持续时间过长,需要及时就诊治疗。因人工流产对卵巢功能及子宫内膜产生一定影响,流产后的第一次月经经量可能会增多或减少。

**6. 人工流产术后避孕方式如何选择?**

人工流产术后卵巢恢复排卵,随后月经来潮,因此有性生活者仍需采取避孕措施,可供选择的多种避孕方式有:工具避孕（避孕套）,口服避孕药避孕（短效避孕药,而非紧急避孕）,不主张服用长效避孕药,尤其要注意紧急避孕药不是常规避孕措施;流产后 3 个月可放置宫内节育器。

因优生优育行人工流产的病人再次生育,建议在半年后,以便子宫内膜充分修复。

**7. 药物流产后容易发生盆腔感染吗?**

由于药物流产中绝大多数病人不需要进行清宫术,因此盆腔感染的机会要比人工流产手术者少。但并不是说药物流产就不会发生宫腔感染。如果药物流产后患者在生活中不加以注意,对药物流产后的注意事项不予以重视,同样有可能患盆腔炎症。

**8. 药物流产后如何避免感染?**

（1）禁止性生活:因为药物流产时宫颈口处于松弛状态,细菌容易进入宫腔。性生活时,男性包皮中潜藏的细菌及女性外阴、阴道、宫颈中的细菌可以趁机上行感染宫腔;同时,胚胎组织剥脱后

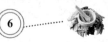

血窦开放,易于被细菌感染,因此,在没有来月经前要禁止性生活。

（2）药物流产后 1 个月内不洗盆浴,不做阴道冲洗,禁止游泳。

（3）所用卫生巾、卫生纸要选用合格产品;卫生巾要勤换;不穿化纤面料的内裤;内裤每日换洗。

（4）阴道出血超过 7 天时应在医生指导下服用抗生素预防感染。出血超过 2 周仍淋漓不净者,应到医院查明原因,必要时行清宫术。

（5）药物流产后要注意休息,避免劳累。同时要注意饮食调补。多食优质蛋白以增强体质,但避免过食油腻,以防滋腻碍胃。

### 9. 流产不全的症状有哪些,如何判断?

流产不全病人可有腹痛或者流血持续不干净的表现,自己只能通过这些异常反应判断,最后确诊还是要就医做彩超确认。

### 10. 流产后多久可以再次怀孕?

再怀孕的时间最快也应当在 6 个月后。建议至少间隔 6～12 个月再考虑怀孕,间隔时间太短容易导致自然流产。

### 11. 流产后多久可以同房? 过早同房有什么危害?

如果流产完全的话,1 个月内不可以同房,因为流产本身对生殖器官可造成损伤,流产后需要调养护理。若过早同房会影响子宫的恢复,容易导致一些炎症的发生。

### 12. 产后腹痛正常吗?

一般情况下在人工流产后半个月内出现轻微的腹痛属于正常现象,这是正常的宫缩,也有月经复潮的可能。如果没有出现阴道大量出血及其他的异常症状就不必过于担心,如果长时间疼痛,建议去医院做妇科检查,排除异常情况并给予针对性的治疗。

## 三、运动指导

### 1. 人工流产后必须要休息吗?

从医学角度来看,人工流产对身体造成的损伤比正常分娩要大。如果人工流产次数多的话,子宫内膜日益变薄,影响受精卵的着床环境,怀孕后容易流产。不仅如此,现代医学研究已有大量的证据表明,近年来发病率日益增加的宫颈癌与早期性生活、早育、人工流产和多个性伴侣密切相关。因此,一些无法避免的人工流产,一定要选择正规医院进行。人工流产后要有充分的休息,按照规定,人工流产后至少应该休息14天左右。

### 2. 流产后多久可以进行正常的体育锻炼?

一般子宫内膜的修复在流产后 6 周左右才能完成,要是 1 个月内修复较好,通常再休息半个月后就可以进行适当的体育锻炼了。但是要循序渐进,避免进行剧烈的运动。

### 3. 人工流产之后做什么运动才能够尽快恢复身体?

(1)腹式呼吸运动:双手放在肚子上,做深呼吸,让肚子鼓起来,稍微憋会儿气,然后再慢慢地呼出,让肚子瘪下去。每天隔 2~3 小时做 5~6 次(图 1-1,图 1-2)。

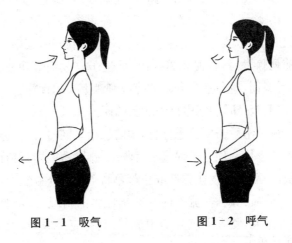

图 1-1　吸气　　　　　　　图 1-2　呼气

(2)抬头运动:去掉枕头,双腿并拢伸直,一只手放在肚子上,另一只手放在旁边。抬起头,眼睛能看到肚子上的手(此期间不停止呼吸),呼吸一次,再躺下。一天可做数次,每次要求每只手各做5次,共计10次,要在做腹式呼吸运动之后做。

(3)脚部运动:双脚并拢,脚尖伸直,用力弯曲脚脖子。这时要绷紧脚部肌肉,膝盖不要突起。呼吸2次左右,恢复原状。每天早、中、晚各3次,每次10下。

(4)手指运动:伸直手臂,握拳。然后把手尽量地张开。每天可做10次。

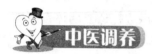

### 中医调养

**1. 流产后如何进行简单的中药调理?**

中医里有一些药物可以调养身体,帮助身体尽早恢复。流产后1~3天,可以服用生化汤。其含当归、川芎、桃仁、干姜、黄芩等,可以帮助子宫收缩、排出恶露,防止血栓形成,避免子宫无力症的发生。第4~6天则可服用"十全大补鸡汤",并加入鸡、姜汁2匙或用黑麻油、米酒等。黑麻油含有不饱和脂肪酸,其中一部分可转化为前列腺素,具有促恶露排出、促进子宫收缩等功效。另外,应休息1~2周,避免熬夜和吃冰凉或刺激上火的食物。

**2. 人工流产后如何进行中成药调理?**

人工流手术后需要注意休息,预防感染。同时,恢复体质后可以采用中药进行调理。①促进子宫收缩,排除宫腔内残留的瘀血,预防感染,一般用新生化颗粒或益母草膏等;②补益气血,恢复身体,特别是体质比较差,流产时又有出血多的情况者,可服用八珍丸、人参养荣丸、复方阿胶浆等中成药,具有直接服用,无需煎煮,比较方便的优点。

**3. 人工流产术后乳房胀痛怎么办?**

(1)孕中期乳房已经开始分泌乳汁,故孕中期终止妊娠引产后需要给予回奶,并注意防止乳腺炎的发生。

(2) 回奶的食物:韭菜、麦芽、生枇杷叶、香椿炒鸡蛋、乳鸽、黄花菜、麦片、麦乳精、生山楂、花椒等。

### 4. 流产后如何回乳?

(1) 回奶的中药方法:当归尾 15 g,红花 6 g,赤芍 15 g,牛膝 20 g,炒麦芽 60 g,可根据病人的自身情况来加味不同药物,一般 3 剂即可回乳。

(2) 芒硝 120 g 装在布袋中,乳汁排空后,将布袋敷在乳房四周,注意将乳头暴露出来。布袋要扎紧,等待潮湿后更换即可。

### 5. 流产后可以艾灸吗?

中医认为,妇女产后多会出现身体虚弱,一般气血亏虚或者肝肾不足的情况居多,如果气血亏虚,主要表现为神疲乏力,头晕心慌,失眠健忘等。治疗应给予补气养血,并采用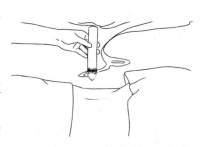艾灸进行调理气血,灸足三里、关元、气海、脾俞、胃俞等,艾灸能调理机体血气不足的现象。

### 6. 流产后用哪些药膳进行调理?

(1) 参芪母鸡汤:老母鸡 1 只,党参 50 g,黄芪 50 g,淮山药 50 g,大枣 50 g,黄酒适量。将宰杀去毛及内脏的母鸡,加黄酒淹浸,其他四味放在鸡周围,隔水蒸熟,分数次服食。具有益气补血作用,适用于流产后的调补。

(2) 红糖糯米山药粥:将山药捣碎,与糯米同煮成粥,红糖蒸化后加入。

(3) 阿胶鸡蛋汤:阿胶 10 g,加水一碗烊化,鸡蛋调匀后加入阿胶水中煮成蛋花,加盐调味即可食用。

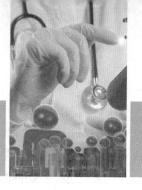

# 第二章
# 妊 娠 剧 吐

约有半数以上的妇女在怀孕早期会出现早孕反应,包括头晕、疲乏、嗜睡、食欲不振、偏食、厌恶油腻、恶心、呕吐等。症状的严重程度和持续时间因人而异,多数在孕 6 周前后出现,8～10 周达到高峰,孕 12 周左右自行消失。妊娠早期有 70%～80% 的孕妇会出现食欲下降、恶心呕吐等症状,大多数孕妇无需特殊处理,可自行缓解,0.3%～1.0% 的孕妇可发展为妊娠剧吐,导致机体酸碱平衡失调,以及水、电解质代谢紊乱,甚至发生多脏器功能损害,危及母婴生命。妊娠剧吐是严重的早孕反应形式,是导致妊娠妇女怀孕期间住院治疗的第二位疾病、发生不良妊娠结局的概率是正常妇女的 4 倍,若治疗不及时易发生韦尼克脑病、妊高征等并发症和合并症。

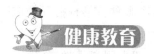

## 一、 饮食调理

### 1. 妊娠剧吐如何饮食调理?

女性怀孕后,胎盘即分泌绒毛膜促性腺激素,抑制胃酸的分泌。胃酸分泌量的减少,使消化酶的活力显著降低,从而影响孕妇的食欲和消化功能,出现恶心、剧吐、食欲不振等症状。严重的呕吐可导致脱水、代谢紊乱、营养不良,所以饮食上的调节非常重要。

妊娠早期以清淡食物为主,宜松软、无异味,避免摄入油炸、甜腻的食物,坚持少食多餐,保持大便通畅。建议根据体重变化增加能量和蛋白质的摄入,注意食物多样化,粗细粮搭配。多摄入新鲜的蔬菜、水果,增加膳食纤维,补充铁、钙、碘等的摄入。同时还要注意营造良好的饮食环境,必要时协助进食。

2. 妊娠后喜欢吃酸性食物,对早期恶心、呕吐的症状会有益处吗?

有些妇女妊娠期爱吃酸味食物,这是由于酸味能够刺激胃液分泌,提高消化酶的活力,促进胃肠蠕动,增加食欲,有利于食物的消化吸收。对孕妇早期恶心、呕吐的症状会有不同程度的改善。

从营养学角度出发,孕妇喜吃酸味食物,还能满足母体与胎儿营养的需要。一般怀孕2～3个月后,胎儿骨骼开始形成。构成骨骼的主要成分是钙,但要使钙盐沉积下来形成骨质,还必须有酸性物质参加,以帮助胎儿骨骼的生长发育。铁是孕妇和胎儿制造血红蛋白所必需的原料,妊娠期间容易产生缺铁性贫血,因铁元素只有从3价转变成2价后,才能在胃肠道被人体吸收,而这种转变只有在酸性环境下才能完成。从这一角度看,孕妇吃酸味食物还有利于纠正或防止妊娠贫血。酸味食物一般多含维生素 C,其对胎儿形成细胞基质、产生结缔组织、心血管的生长发育和造血系统的发育具有重要的作用。

3. 对于妊娠剧吐病人推荐吃哪些水果?

孕妇最好多选择西红柿、杨梅、石榴、樱桃、葡萄、橘子、苹果等新鲜的水果,这些水果不但香味浓郁,而且营养丰富。

## 二、护理指导

### 1. 妊娠剧吐会自愈吗?

怀孕早期发生的呕吐是一种正常的生理现象,无需过分紧张,其对健康不会产生很大影响,无需治疗。只要保持心情愉快,情绪稳定,注意休息即可。多数人到妊娠 12 周后,这些症状可以自行消失。当然,对于那些剧吐孕妇,可出现代谢紊乱,需要就医,如出现电解质紊乱需住院治疗。

### 2. 妊娠剧吐病人出院后需要注意什么?

注意事项如下:①尽快至居住地所在社区卫生服务中心登记建小卡;妇产科医院预约产前检查;孕 16~20 周至分娩医院建卡进行定期产检,以及预约畸形筛查。②注意休息,加强营养,禁性生活,禁重体力活动,若出现腹痛、阴道出血、阴道流水请急诊就医。③少食多餐,尽量尝试各种食物,每天维持一定量进食。

### 3. 妊娠剧吐病人如何进行心理护理?

护理人员要给予病人足够的关心和理解,消除其紧张的情绪,帮助孕妇减轻痛苦,用积极良好健康的心态面对问题。同时要让孕妇了解妊娠期母体的生理、心理变化和营养需求,增强她的责任心和自豪感。经常耐心地与孕妇谈心,询问孕妇休息情况,讨论一些孕妇比较喜欢听的话题,鼓励孕妇多进营养丰富的饮食及多参加户外活动。可建议孕妇听些轻音乐及阅读有关孕期保健等书籍,让孕妇放下思想包袱。要认真耐心听取孕妇倾诉,回答其疑问,在交谈中尽量让孕妇感觉轻松愉快。家属要对其细致照顾,但不要凡事依从孕妇,否则家属过分关注和宠爱给孕妇以心理暗示,会有意无意地加重妊娠呕吐症状。

## 4. 孕妇妊娠剧吐出现便秘怎么办?

当孕妇呕吐症状严重时,常无法正常进食,导致电解质平衡失调,出现低钾血症,致胃肠蠕动减弱,引发便秘。所以,在日常饮食中要注意营养成分的均衡,有意识补充一些富含钾及有润肠功能的食物,如香蕉、蜂蜜。如有便秘,可采用开塞露、酚酞。呕吐症状严重时可导致脱水,致血液浓缩,出现尿量减少、色黄。严重时可致肾脏继发性损害,以致肾功能受损。因此,孕妇要注意水分的补充,特别是平衡盐的补充,必要时可每天计算尿量,测尿比重、酮体,尿三胆试验,如发现异常及时就诊。

## 5. 妊娠剧吐的孕妇如何注意孕期卫生?

孕妇要保持孕期卫生,尽量采取淋浴方式,水温要适宜,时间不要过长。早晚刷牙,保持口腔清洁。保持外阴清洁,每天清洗外阴 1~2 次,勤换内裤。

## 6. 妊娠剧吐的孕妇睡眠方面有哪些注意事项?

居住环境要有助于睡眠和休息,减少噪声,保持安静、舒适,定时通风换气,注意保暖,睡前关闭门窗。对于夜晚睡眠差者,尽量减少白天睡眠的次数与时间,安排家属与孕妇交谈,制订每天适量活动的计划。提供夜间催眠的方法:如睡前半小时喝杯热牛奶,避免睡前饮茶、咖啡等易兴奋饮料,限制夜间的饮水量,睡前热水泡脚,冷水洗脸。

## 7. 妊娠剧吐的孕妇如何预防高钾血症?

孕早期由于呕吐加剧,长期摄入不足,严重时可出现肾功能受损、酸中毒,细胞内钾离子大量向细胞外转移,发生高钾血症。此时要减少摄取高钾的食物,包括生菜、水果、肉汤、菜汤、火锅汤、中草药汤、饮料、半熟的食物、鸡精等;避免能量不足或长久饥饿;纠正代谢性酸血症;避免便秘及服用会增高血钾的降血压药物。多食低钾水果,如西瓜、凤梨、山竹、水蜜桃、芒果,不可吃杨桃。如出现虚弱、乏力、肢体湿冷、感情淡漠、心慌及心悸等症状,应及时监测血钾及做心电图检查,如有异常应积极诊治。

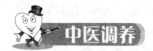

### 1. 中医中药在治疗妊娠剧吐方面效果如何?

目前,临床应用中医药治疗妊娠剧吐疗效良好,中医药具有低或无毒副作用,以及经济简便易行的优势,日益受到临床重视和关注。中医称本病为"妊娠恶阻",主要以中药汤剂和针灸穴位两种治疗方式为主。中医药的有效性不仅体现在症状的减轻或消失,而且还能够有效改善尿酮体等指标。因此,治疗妊娠剧吐的中医药方法值得推广。

### 2. 如何针对妊娠剧吐进行辨证施护治疗?

对于脾胃虚弱的孕妇剧吐:护理人员要对孕妇强调情志护理和饮食护理的重要性,并在护理过程中主要以健脾和胃为主,多服食姜片和大枣,并取甘蔗汁、姜汁一起调匀,加热后服用。如果配合服用中药,中药以浓液的形式进行煎熬,多次、少量服用,并注意监测孕妇剧吐服药后的症状。对于肝郁化热的孕妇剧吐:要使孕妇保持精神上的宁静和愉悦,饮食多以清淡和易消化的食物为主,并配合一定浓度的中药进行服用。对于痰湿壅滞型孕妇的剧吐:要以化痰除湿的方式为主,将老姜和柚皮放置一起进行煎熬,取汁服用。

### 3. 怎样对孕妇剧吐实施穴位按摩?

可以用食指的掌面交替性地对其左右两侧的足三里穴、内关穴等部位进行按压和揉动,按摩时间为5~10分钟。此部分穴位能够有效使其胃部和脾部通畅,从而缓解剧吐。

### 4. 如何对孕妇剧吐实施耳针穴位贴压?

用王不留行籽做耳针,取其胃部和肾部的两个穴位,每天对其进行按压,每天3次,每次3~5分钟,按压周期为3周。

### 5. 妊娠剧吐可以使用那些药膳?

(1) 霉干菜瘦猪肉:霉干菜 15 g,榨菜 15 g,瘦猪肉丝 100 g,食盐、味精适量。制作方法:把霉干菜、榨菜、瘦猪肉丝、食盐、味精放在一起煮汤服。

(2) 姜丝炒蛋:鸡蛋 150 g、姜 50 g、植物油 15 g、江米酒 10 g、盐 3 g。制作方法:①将鸡蛋磕入碗内,加少许精盐打散;②鲜姜去皮洗净,切成细丝;③炒锅注油烧热,下入姜丝炒出香味,倒入蛋液翻炒,加入江米酒,小火 5 分钟即可。

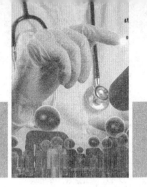

# 第三章
# 妊娠期高血压疾病

妊娠高血压疾病（以下简称妊高征）是妊娠与血压升高并存的一组疾病。发病率为 5%～10%。该组疾病严重影响母婴健康，是孕产妇和围生儿病死率升高的主要原因。本组疾病包括妊娠期高血压、子痫前期、子痫，以及慢性高血压合并妊娠和慢性高血压并发子痫前期。流行病学调查发现子痫前期的高危因素有：初产妇、多胎妊娠、孕妇年龄过小（<18 岁）或高龄（≥40 岁）、子痫前期病史及家族史、慢性高血压、慢性肾脏疾病、抗磷脂抗体综合征、血栓疾病史、体外授精胚胎移植受孕、糖尿病、肥胖、营养不良等。

血压的测量：测量血压前被测者至少安静休息 5 分钟。测量取坐位或卧位。注意肢体放松，袖带大小合适。通常测量右上肢血压，袖带应与心脏处于同一水平。妊娠期高血压定义为同一手臂至少 2 次测量的收缩压≥140 mmHg 和（或）舒张压≥90 mmHg。对首次发现血压升高者，应间隔 4 小时或以上复测血压。

妊高征治疗的目的是控制病情、延长孕周、尽可能保障母儿安全。治疗要综合考虑孕周、疾病的严重程度及治疗效果。终止妊娠是最有效治疗措施，其他治疗手段只是缓解病情，为胎儿成熟赢得时间。临床应根据病情严重程度，进行个体化治疗。妊高征孕妇应注意休息、镇静、监测母胎情况。

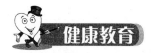

## 一、饮食调理

**1. 妊高征病人能否食用动物脂肪?**

患有妊高征的孕妇应减少动物脂肪的摄入,炒菜最好以植物油为主,食用油每天 20～25 g。饱和脂肪酸(如猪油、牛羊油、椰子油、棕榈油等)的供热能应低于 10％。

**2. 妊高征病人需要控制饮食吗?**

孕后期能量摄入过多,每周体重增长过快都是妊高征的危险因素。因此,孕妇摄入能量应以每周增加体重 500 g 为宜。对于已经肥胖的孕妇,每周增重 250 g 为宜。

**3. 妊高征病人如何控盐补充蛋白质?**

很多人都知道控制钠盐的摄入在防治高血压中发挥着重要的作用。如果每天食入过多的钠,会使血管收缩,导致血压上升,因此有妊高征的孕妇应每天限制在 3～5 g 以内。另外需要补充蛋白质,重度妊高征的孕妇因尿中蛋白丢失过多,常有低蛋白血症。因此,应及时摄入优质蛋白,如牛奶、鱼虾、鸡蛋等,以保证胎儿的正常发育。每天补充的蛋白质量最高可达 100 g。

**4. 妊高征病人需要补钙吗?**

补充含钙丰富的食物钙不仅有助于胎儿的骨骼与牙床发育,而且能使血压稳定或有所下降。患妊高征的孕妇最好多吃含钙丰富的食品,如奶制品、豆制品、鱼虾、芝麻等,也可适当补充钙剂。

**5. 妊高征病人需要补维生素 C 和维生素 E 吗?**

维生素 C 和维生素 E 能抑制血中脂质过氧化的作用,降低妊高征的反应,因此需要适当补充。另外,妊高征孕妇血清锌的含

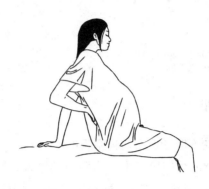

量较低,膳食中若供给充足的锌能够增强孕妇身体的免疫力。

### 5. 妊高征病人孕期最好多吃哪几种食物?

妊高征的孕妇不能随便吃降压药,因为药物会对胎儿产生很大的危害,最好在饮食上加以注意,通过食疗方法来稳定血压是妊高征病人最安全最优先选择的方法。①宜多吃芹菜。芹菜纤维较粗,香味浓郁,富含胡萝卜素、维生素C、烟酸及粗纤维等,有镇静降压、清热凉血等功效。妊高征的孕妇常吃芹菜,能够有效缓解症状。②多吃鸭肉。鸭肉性平而不热,脂肪高而不腻。富含多种营养素,有清热凉血、祛病健身的功效。③多吃鱼。其富含优质蛋白质与优质脂肪,其所含的不饱和脂肪酸比任何食物中的都多。所以鱼是孕妇防治妊高征的理想食品。④宜多吃黄鳝。其是一种高蛋白、低脂肪的食品,能够补中益气,治虚疗损。需要注意的是,黄鳝一旦死亡,与蟹一样,体内细菌大量繁殖并产生毒素,所以要食用新鲜的黄鳝。

## 二、运动指导

### 1. 妊高征孕妇的血压高低与运动关系大吗?

一般妊高征病人,在怀孕4~7个月时,可以适量地运动来进行缓解和消除妊高征的一些症状,在孕期的最后 3 个月建议主要通过散步的方式来进行锻炼,其一方面可以通过运动来缓解妊高征的不适;另一方面可避免激烈的运动对胎儿及孕妇造成不必要的影响。另外,配合饮食的调理,可以对妊高征起到一定的缓解作用。

### 2. 一旦出现妊高征,可做哪些运动缓解?

一旦出现妊高征,不管是对孕妇还是胎儿都特别不利,所以妊高征病人必须要进行适当的体育锻炼。但在做动作时避免过猛的运动,如过度低头、弯腰或体位变化幅度很大的动作,以及需要用力屏气等动作,以免发生意外。

(1)练气功:气功对高血压有较明显的治疗作用。有研究显示,使用气功治疗约半年后有 75％的人病情得到有效改善。

(2)打太极拳:这种方法适用各时期的高血压病人。打太极拳对于高血压的预防有特别显著的作用。由于太极拳的种类繁多,病人可根据自身状况去选择适合自己的拳法。打拳时需要思想高度集中,且心境宁静,可以消除精神紧张对人体的刺激,促进血压的下降。

(3)慢跑或长跑(不建议妊高征孕妇采用):因为慢跑和长跑的运动量都相对比较大,因此这种方法只适用于轻症病人。病人在慢跑时通常最高心率可达 120～136 次/分,那么只要长期坚持下去,就可以使血压平稳的下降,脉搏也会渐渐趋于平稳,高血压症状自然就减轻了。病人一般跑步的时间可由少逐渐增多,大多是在 15～30 分钟即可。切记速度一定要慢,不能快跑。

(4)散步:每天去户外空气新鲜的地方走一走,散散步,是最简单易行的预防妊高征的运动方法。病人在进行了较长时间的步行以后,舒张压会有明显下降,同时高血压症状也会随之减轻。散步时间可以选择在一天当中的任何时段进行,时间一般控制在15～50 分钟,每天只要 1～2 次即可,而步行的速度需要依自身身

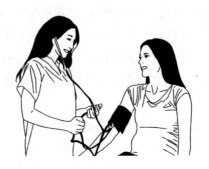

体情况而定。

## 三、 护理指导

### 1. 第一胎妊高征第二胎还会复发吗?

如果在第一胎有妊高征时,那么怀第二胎需要更加慎重。但是第一胎患了妊高征的孕妇,怀第二胎时也并不一定会再患。对于前一胎发生过妊高征尤其是子痫的孕妇,经医生检查指导后,可以服一些药物来预防妊高征的发生。

### 2. 妊高征病人需要注意什么?

妊高征一般发生在妊娠 24 周后,多见初产妇。临床表现为在妊娠中、晚期,出现高血压(在 140/90 mmHg 以上)和蛋白尿,常伴有不同程度的水肿等。妊高征是妇女怀孕过程中一种危险疾病,是引起孕产妇和围生儿死亡的主要原因,因此预防妊高征应该是每位孕妇必须了解的常识,良好的孕前教育和孕期保健可显著降低妊高征的患病概率。

定期至产科门诊产检,每 1~2 周进行一次,注意观察水肿、有无头痛等不适症状,一旦有异常应提早就诊。自行监测血压,可每天早、晚各测量一次,并做记录。每周随访尿蛋白。如有头晕、头痛、胸闷、心慌、视物模糊、双下肢水肿进一步加重、体重增长过快、上腹部不适、腹痛、阴道出血、流液应及时送医院就诊。左侧卧位：卧床休息采用左侧卧的姿势可减轻子宫压迫下腔静脉，因而使静脉回流增加，进而增加胎盘和肾血流灌注而使血压下降，有利于血压恢复。如产后血压仍高，24 小时尿蛋白定量超出正常，产后出院后需继续监测血压并记录（是否继续服药，遵医嘱），产后 1 周门诊随访尿蛋白，随访血压，并遵医嘱调整治疗方案。产后注意休息，保持心情愉悦，避免情绪激动。如产后仍有头晕、头痛、视物模糊及其他不适主诉，应即刻就诊。

3. 预防妊高征孕妇的休息很重要吗？

预防妊高征要注意休息。正常的作息、足够的睡眠、保持心情愉快、减少心理压力对于预防妊高征有重要的作用。平日卧床时最好采用左侧卧位，以增加胎盘及全身器官的血流分布。避免站立时间太久，睡觉时将腿垫高，以利于血压循环。

4. 预防妊高征孕妇每天都要监测血压吗？

预防妊高征需要注意血压和体重：平时注意血压和体重的变化。可每天测量血压并作记录，如有异常情况应及时就医。

5. 妊高征孕妇是否能继续怀孕？

如果仅仅是妊高征，无蛋白尿，病情轻微，完全有可能至足月顺产。但是对于病情较重的病人，需住院观察治疗，终止妊娠也是一种治疗手段。至于什么时候终止妊娠，主要看孕妇本身的情况及胎儿的情况。

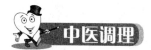

1. 患有妊高征能否通过中药调理？

高血压严重危害了孕妇及胎儿的健康，甚至危及孕妇的生命。妊娠中、晚期发现头目晕眩，或伴水肿，血压升高，称为"子晕"，往

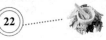 

往是子痫的先兆时期。出院后可以在血压稳定时辅助中药调理。

2. 对于妊高征孕妇平时有哪些中成药可以服用?

十全大补丸、杞菊地黄汤、半夏白术天麻丸,均可选用,但要按时产检。一旦血压不稳定或有头晕、头痛等不适及时随访,以免发展为子痫。

3. 对于妊高征病人,有否代茶饮中药?

妊高征孕妇可于平时选用 2～3 味中药代茶饮,枸杞、菊花、黄芪、麦冬、石斛、沙参等均可搭配选用。

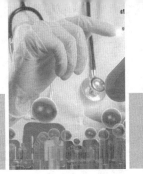

# 第四章
# 妊娠期糖尿病

　　妊娠期间的糖尿病有两种情况:一种为妊娠前已有糖尿病的病人妊娠,又称糖尿病合并妊娠,占 20%以下;另外一种为妊娠前糖代谢正常或潜在糖耐量减退,妊娠后才出现或发现的糖尿病又称妊娠期糖尿病,占 80%以上。我国发生率为 1%～5%。随着妊娠的进展,妊娠早、中期孕妇血糖水平逐渐降低;妊娠中、晚期孕妇对胰岛素的敏感性下降,此时若胰岛素代偿性分泌量下降,易发生妊娠期糖尿病。由于临床表现不典型,葡萄糖耐量试验是主要的诊断方法。处理原则是积极控制孕妇血糖,预防母儿合并症的发生。

　　饮食管理是妊娠期糖尿病最基本和有效的治疗方法,无论是否使用胰岛素都应进行饮食管理。饮食管理不仅要对病人进行饮食控制和合理营养,而且还要对病人不良饮食习惯和饮食行为进行纠正。使病人明白饮食控制的重要性,制订科学合理的饮食方案,一方面保证孕妇和胎儿有充足的营养;另一方面使孕妇血糖维持在正常水平,避免高糖血征、低糖血征或酮症酸中毒等的发生。

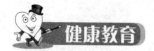

## 一、饮食指导

### 1. 妊娠期糖尿病病人能吃糖类物质吗?

糖类对于人体是重要的营养物质,如果患有孕期糖尿病,则需要对糖类的摄取严格控制。首先,由于糖类物质可以维持人体正常的新陈代谢,不应完全禁止含糖物质,例如不要误以为不吃任何淀粉类食物而拒绝吃饭。孕妇应该注意的是少食含有蔗糖、砂糖、果糖、葡萄糖、冰糖、蜂蜜等含糖饮料及甜食,孕期糖尿病者一般早餐后血糖会升高,所以早餐还是少喝粥,少吃淀粉类的食物。

孕妇在头 3 个月后每天进行一定量的户外活动也是很有益处的,例如可以选择散步等舒缓的运动,尤其是妊娠期糖尿病病人更要注意多运动。这样可以增加身体对胰岛素的敏感性,加速糖类的分解应用,对降低血糖也有益。

### 2. 妊娠期糖尿病病人需要补充蛋白质吗?

很多孕妇在备孕期已摄取了不少营养,那么在妊娠初期,无需摄取过多的蛋白质。随着胎儿的生长发育,妊娠中、后期则需要开始注意蛋白质的摄入,每天需摄入的蛋白质量则分别为 6～12 g,而且其中一半应该是优质蛋白,如蛋类、牛奶、深红色肉类、鱼类、黄豆制品等。另外,还可以多喝些牛奶,在补充钙质的同时,可以补充蛋白质。

### 3. 妊娠期糖尿病病人如何进行饮食控制?

孕期由于日益增大的子宫压迫直肠,可出现便秘,因此应该多补充一些纤维质食物。富含纤维素的主食可以减少糖类的摄取,如糙米、五谷饭、全谷类面包或馒头等,还可以多吃含纤维的蔬菜等帮助血糖的控制。孕期营养摄入丰富,容易引起肥胖,所以孕妇就更要注意量的摄取,妊娠初期无需摄入多余能量,孕中、后期由于胎儿的生长发育,则可以适量增加能量。另外,适当控制对油脂的摄取,孕期炒菜时,应少吃动物油,以植物油为主,减少油腻、油炸、油煎类的饮食,同时少吃动物脂肪、内脏等富含脂类的食物,更要避免食用西式洋快餐。

**4. 糖尿病病人孕期是否需要加餐?**

孕期由于对营养的需求,可以适量加餐,而且加餐的同时,也要以控制血糖为要点,加餐要讲究科学,养成少食多餐的习惯。比如可以将每天的饮食分为 5~6 餐,而且因为晚上时间过长,要避免晚餐与早餐间隔时间过长,所以可以在睡前加餐,如一小片全麦面包等。

**5. 妊娠期糖尿病病人产前需要注意什么?**

妊娠期糖尿病是妊娠期间出现的一类较为特殊的糖尿病,多数病人在怀孕前,身体状况良好,也没有糖尿病的征象,怀孕后,在孕检时才被发现有高糖血症的征象。妊娠期糖尿病孕妇需注意:①适量运动:每天运动 2 次,每次 10~20 分钟,可选择轻度运动,如散步、广播操等,注意监测胎心率和宫缩情况。对既往有高血压病、心血管并发症、增殖性视网膜症、肾病者不适于运动。②注意饮食控制:多吃含钙的食物。缺钙能促使糖尿病病人的病情加重。如虾皮、海带、排骨、芝麻酱、黄豆、牛奶等。③需要胰岛素控制血糖的孕妇:定时定量使用胰岛素,控制目标血糖。④有血压升高、头晕、头痛、胸闷、心慌、视物模糊、双下肢水肿进一步加重,体重增长过快,上腹部不适,腹痛、阴道出血、流液等症状应及时到医院就诊。

**6. 妊娠期糖尿病病人能吃水果吗?**

在病情控制满意的情况下(如空腹血糖<5.8 mmol/L,餐后 2 小时<6.7 mmol/L),可酌情吃一些水果。要尽量选择低升糖指

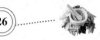

数的水果,如青苹果、梨、桃、柚子等,而西瓜、香蕉相对要少吃或不吃。水果最好在餐间食用,每天一份的量。若血糖控制不理想,也可用黄瓜、西红柿等代替水果。

## 二、 运动指导

### 1. 妊娠期糖尿病孕妇如何进行运动治疗?

运动疗法可降低妊娠期基础的胰岛素抵抗,是妊娠期糖尿病的综合治疗措施之一,每餐后 30 分钟的中等强度运动对母儿无不良影响。运动治疗方法选择一种低等至中等强度的有氧运动,或称耐力运动,主要是由机体中大肌肉群参加的持续性运动,常用的一些简单可用的有氧运动如步行等。运动的时间可自 10 分钟开始,逐步延长至 30 分钟,其中可穿插必要的间歇时间,建议餐后进行运动。妊娠期糖尿病运动的频率一般认为适宜的运动次数为3~4 次/周。

### 2. 妊娠期糖尿病孕妇运动时有哪些注意事项?

运动前先进行心电图检查以排除心脏疾患,并需筛查大血管和微血管的并发症。患有严重心脏病和慢性高血压病、前置胎盘、多胎妊娠、宫颈功能不全、先兆早产或流产、胎儿生长受限、妊娠期高血压综合征等禁止采用妊娠期糖尿病运动疗法。为了防止低血糖反应和延迟性低血糖,进食 30 分钟后再进行运动,每次运动时间控制在30~40 分钟,运动后休息 30 分钟。血糖水平<3.3 mmol/L 或大于13.9 mmol/L 者需停止运动。运动时应随身带些饼干或糖果,有低糖血症征兆时可及时食用。运动期间出现以下情况应及时就医:腹痛、阴道出血、流水、憋气、头晕眼花、严重头痛、胸痛、肌无力等。此外,还要避免清晨空腹未注射胰岛素前进行运动。

## 三、护理指导

### 1. 妊娠期糖尿病孕妇产后要注意哪些事项?

产后要进行适当的体育锻炼,随访产后血糖,遵医嘱减少胰岛素用量,产后少食含糖量高的食物。妊娠期糖尿病产后多能自愈,血糖会在 3 个月内逐渐降至正常。这期间仍要监测血糖,即使正常还是建议每年去医院复查。

### 2. 妊娠期糖尿病会遗传吗?

如果患妊娠期糖尿病前(妊娠前)没有出现过糖尿病征兆,只是由怀孕而引起的,通常不会遗传给孩子。妊娠糖尿病是可以检测、预防和控制的。

### 3. 如何对妊娠期糖尿病病人进行心理调理?

应采取心理疏导,稳定和安抚孕妇情绪。家属要关心体贴妊娠糖尿病孕妇,找医生咨询,鼓励病人与医生进行有效沟通,鼓励病人充分表达内心感受,引导她们说出自己最担心的问题,评估病人对疾病的认识程度、接受程度,以及文化程度、婚姻家庭、病人现在的精神情况等,建立良好的关系,让病人倾吐自己的心声。以便针对性地采取最有效的心理指导措施,消除病人的不良情绪反应,使治疗达到最佳效果。同时帮助病人从正规渠道获取更多的相关知识,如疾病对新生儿的影响,孩子可能出现疾病的概率是多少,如何科学对待分娩过程等。当病人了解了知识,调整了心态,知道自己应该注意些什么,就会主动从焦虑恐惧的心态中解脱出来。

指导病人学习自我心理调节方法。例如,当心情低落或激动时,可以采用转移法来调整情绪,如外出散步、听轻音乐、看小说、与家人聊天、力所能及地做些家务等,可以达到分散注意力、改善和控制情绪的目的。家人要给予病人充分的理解和体谅,要允许她诉说,把不良情绪发泄出来。家人一定要耐心地倾听,等她发泄过后，家人要耐心开导。对妊娠期糖尿病孕妇来说，把焦虑宣泄出来就是很好的疏导。

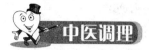

### 1. 中医能治疗妊娠期糖尿病吗?

妊娠期糖尿病较无糖尿病的孕妇发生妊娠期高血压综合征的可能性要高 4 倍。因此，有效地治疗妊娠期糖尿病对预防妊娠期高血压综合征具有重要意义。中医史籍对本病无专门记载，但根据其症状，可归为"妊娠消渴"病症范畴。其发病原因为禀赋不足、饮食不节、运动减少、情志失常、劳倦过度，根本病机在于阴虚。中医辨证可以辅助治疗妊娠期糖尿病，有助于血糖稳定。

### 2. 有哪些中成药有助于治疗妊娠期糖尿病?

妊娠期糖尿病可配合口服中成药，如：六味地黄丸、金匮肾气丸，但一定要在专业医师的指导下进行选择。

### 3. 妊娠期糖尿病如何进行中医辨证治疗?

在辨证上，妊娠期糖尿病基本病机为"阴虚"与"燥热"，主要分阴虚火旺证和气阴两虚证。阴虚火旺证的表现，除渴饮善饥外，以腰酸、舌质光红而干，或多裂纹，脉滑数为辨证要点。气阴两虚证的表现，除渴饮善饥外，以倦怠乏力，少气乏力，自汗口干，腰背酸痛，舌干质淡红边有齿痕为主。在治疗上，治病与安胎并举，注意病人的体质因素，临床提示，妊娠期糖尿病孕妇如有并发妊娠高血压综合征者，以阴虚火旺型较为常见。宜用清营滋阴法。妊娠期糖尿病孕妇甘油三酯水平明显高于正常孕妇。妊娠期糖尿病病人常存在脂代谢异常，宜酌加泽泻、决明子，且决明子既能降脂更能降压，提早预防和干预，以降低这些疾病的发生，降低血糖水平，以达到减少发生妊娠高血压综合征的目的。

### 4. 针灸如何治疗妊娠期糖尿病?

（1）体针：取肺俞、脾俞、胃俞、足三里、中脘、膈俞、太溪、曲池等穴位，以平补平泻的手法，每次留针 20～30 分钟，每天或隔天 1 次。10 次为 1 个疗程，每个疗程间隔 5 天。

（2）艾灸：取胰俞、肺俞、脾俞、胃俞、足三里、肾俞、中脘、太溪、中脘等穴位。每次 5～6 穴位，用艾条灸 10～20 分钟，每天或隔天 1 次。

（3）耳针：取穴胰、内分泌、肺、胃、肾、足三里、饥点、渴点、膀胱，埋针。

### 5. 妊娠期糖尿病如何进行中医饮食治疗?

对于阴虚热盛型的妊娠期糖尿病病人来说，可以在病人每天饮食中加入适量的玉竹、苦瓜、冬瓜、山药等，也可以进食一些小米;对于气阴两虚病人，可以让病人多食用南瓜、玉竹、山药、黄鳝、薏米;对于阴阳两虚型病人，每天可以进食一些山药、生姜、白扁豆、胡桃、金樱子、小米、韭菜等。此外，可以让病人饮用山楂金银花茶。选用金银花与山楂各 10 g，将其放于杯中用开水进行冲泡，温浸 15 分钟后可让病人代茶饮。

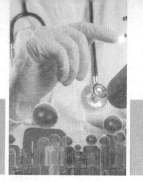

## 第五章
# 妊娠期常见其他问题

### 1. 妊娠合并心脏病的注意事项有哪些?

注意事项有:①孕前应咨询是否适合妊娠。②怀孕期间应有充分的休息:每天至少有 10 个小时的休息时间,中午最少也要休息半个小时以上。心脏功能欠佳者,一般日常工作会引起不适时,应酌量延长休息时间。③因心脏病孕妇患贫血后,更会加重心脏的负担,造成恶性循环,易发生心力衰竭,故必须积极预防或治疗贫血。④机体的任何部位发生感染都应尽早治疗,以减少细菌性心内膜炎的发生率。⑤监测胎心、胎动等情况。⑥如出现腹痛、阴道出血、流液等不适应及时就诊。⑦限制过度营养而导致体重过度增长,孕 32 周及分娩期发生心力衰竭的概率增加,产前检查应每周进行 1 次。出现心慌、胸闷、心悸等症状,应立即就诊。孕期经过顺利亦应在 36~38 周提前住院待产。

### 2. 妊娠合并心脏病病人该如何饮食调理?

妊娠合并心脏病孕妇孕期应给予高蛋白、高能量食物,并从怀孕第 4 个月起要少吃盐,还要注意满足维生素的摄入,以维持机体的需要,防止贫血的发生。维生素 $B_1$ 缺乏,可引起心脏功能失调。因此,妊娠合并心脏病的孕妇宜多摄入高蛋白食物如鸡蛋、豆腐及其他豆制品,以及含铁丰富的动物肝及绿叶蔬菜。建议食谱如下,早餐:牛奶 200 g,白糖 10 g,鸡蛋 50 g,馒头片 25 g。午餐:米饭 150 g;熘汁牛肝:牛肝 200 g,笋片 50 g;番茄木耳汤:番茄 100 g,水发木耳 20 g;苹果 100 g。晚餐:麻酱花卷:标准粉 100 g,芝麻酱 3 g,红糖 10 g。晚点:豆浆 200 g,白糖 10 g,面包 50 g。此一日三餐,含蛋白质、能量、维生素 B$_1$、铁等比较全面,可按类似参考调理食谱。

3. 妊娠合并病毒性肝炎的注意事项有哪些?

注意事项:①监测胎心、胎动;②定期随访肝功能,如有上腹部痛,阴道出血、流液等情况应及时就诊;③必要时给予保肝、抗病毒治疗;④按照个体化原则注射丙种球蛋白。

4. 妊娠合并贫血的注意事项有哪些?

注意事项:①监测胎心、胎动;②明确贫血种类,予以治疗;③纠正贫血,必要时给予输血;④如有腹痛、阴道出血、流液应及时就诊;⑤定期进行产前检查。

5. 妊娠合并贫血应该如何药膳调理?

(1) 首乌黄精肝片汤:何首乌 15 g,黄精 15 g,猪肝 200 g,胡萝卜 1 根,鲍鱼菇 6 片,葱 1 根,姜 1 小块。将以上药材和食材洗净,胡萝卜切块,猪肝切片,葱切段。将何首乌、黄精煎水去渣留用,猪肝片用开水氽去血水。将药汁煮开,将所有食材放入锅中,加盐煮熟即可。

(2) 阿胶猪皮汤:阿胶 25 g,葱白 15 g,猪皮 500 g,葱花、味精、盐、酱油、蒜末、香油各适量。将阿胶放入碗内,加入绍酒,上蒸笼蒸化。把姜洗净切片,把猪皮洗净放锅内煮透,捞出用刀将猪皮里外刮干净,再切成条。锅内加适量开水,下猪皮及阿胶、葱白、姜片、精盐等,先用大火烧开,再转慢火熬 30 分钟即可。

6. 妊娠合并特发性血小板减少性紫癜病人应注意什么?

注意事项:①监测胎心、胎动;②监测凝血功能;③如发现有牙龈极易出血、皮肤有瘀青斑需及时到血液科和产科就诊;④如有

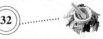

腹痛、阴道出血、流液,应及时就诊;⑤定期进行产前检查;⑥产后注意恶露情况,随访血常规及凝血功能。

**7. 妊娠合并急性阑尾炎的注意事项有哪些?**

注意事项:①监测胎心、胎动;②如有腹痛等流产或先兆早产征象应及时就诊;③给予清淡而有营养的饮食;④定期进行产前检查;⑤手术后孕期注意腹部伤口的愈合。

**8. 妊娠合并急性胰腺炎的注意事项有哪些?**

注意事项:①监测胎心、胎动;②治疗后仍有复发可能,再次出现腹痛、发热、恶心、呕吐应及时就诊;③如有腹痛,阴道出血、流液,流产或先兆早产征象应及时就诊;④饮食:给予清淡饮食、低脂饮食(根据胰腺炎的诊治计划适当控制饮食);⑤定期进行产前检查。

**9. 妊娠合并感染性疾病的注意事项有哪些?**

妊娠合并感染性疾病常见的有淋病、梅毒、尖锐湿疣、生殖器疱疹、支原体衣原体感染、艾滋病等,需注意:①孕早期应进行感染性疾病的筛查,明确有无感染;②孕期应行正规的抗感染治疗,性伴侣需要及时检查及治疗;③随访感染治愈情况;③如有腹痛、阴道出血应及时就诊;⑤监测胎心、胎动情况;⑥产后相关科室定期随访。

**10. 多胎妊娠的注意事项有哪些?**

注意事项:①孕早期最好明确多胎类型。②多胎妊娠并发症多,孕期要警惕,需要严格按照医生的嘱咐进行产前检查。③注意胎动情况,出现腹痛、阴道出血、流液等应及时就诊。一旦有不适症状应及时就诊。④产后容易出现出血,要注意阴道出血情况。

**11. 孕期检查诊断为前置胎盘,应该注意哪些事项?**

注意事项:①出血期应卧床休息,减少长期的劳累,避免颠簸(避免使用电瓶车、公交车、自行车等交通工具),尽量少触摸肚皮,减少人为对子宫的刺激。严格禁止性生活。②如有腹痛、阴道出血、流液应立即急诊就医。③禁食活血类的食物（如红糖、红花、红枣、韭菜、桂圆、当归、羊肉、荔枝等），定期产检。④产后尤其要注意阴道出血情况，防止产后大出血。

## 12. 孕期羊水过多及过少该怎么办？

注意事项：①羊水过少或过多，均可出现胎儿窘迫、胎死宫内，羊水过多者可能合并胎儿畸形，故要严密随访，定期进行产前检查，观察胎儿的生长情况；②孕期应监测胎心、胎动，如发现胎动减少或过快，胎动异常，则需至医院就诊；③产后仍需随访新生儿的生长发育情况。

## 13. 孕期出现脐带异常怎么办？

孕期脐带异常，最易导致胎儿窘迫、胎死宫内。一旦孕期检查发现脐带异常，孕妇应监测胎心、胎动。如发现胎动减少或过快、胎膜早破则需尽早至医院就诊。如出现脐带缠绕过多现象，足月后应至分娩医院遵医嘱进行胎心监护。

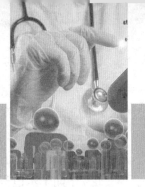

# 第六章
# 自 然 分 娩

妊娠满 28 周(196 日)及以后的胎儿及其附属物,从临产开始至全部从母体排出的过程称分娩。妊娠满 28 周至不满 37 足周(196～258 日)期间分娩称早产;妊娠满 37 周至不满 42 足周(259 日～293 日)期间分娩称足月产;妊娠满 42 周及其后(≥294 日)期间分娩称过期产。

分娩发动的原因目前仍不清楚。虽然有关分娩启动的一些学说,如炎症反应学说、子宫下段形成及宫颈成熟学说、神经介质理论、免疫学说、机械性理论以及内分泌控制理论等,但都不能很好地解释分娩如何启动。随着对分娩动因的深入研究,目前认为子宫功能性改变和胎儿成熟是分娩发动的必要条件,其包含了妊娠稳定失衡学说与缩宫素诱导学说的精要。

自然分娩是分娩方式的一种,是胎儿及其附属物从临产开始到全部从母体娩出的过程。自然分娩需要根据孕妇身体状态良好,骨盆发育正常,胎儿发育正常,体重适中,自然分娩从开始到宫口开全靠子宫阵发性的、有节律的收缩将胎儿娩出体外,是最为理想的分娩方式,是一种生理过程,对母亲和胎儿一般都不会产生较大的损伤,母亲产后很快得以恢复。

自然分娩最基本的条件是:产力、产道及胎儿,均在正常范畴,且三者相适应。孕妇在决定自然分娩时,首先应了解待产及分娩的全过程。传统上人们将产后1个月称为"坐月子",但实际上,经过1个月的调整,身体许多器官并未得到完全的复原。产后子宫体的回缩需要6周才能恢复到接近非孕期子宫的大小,胎盘附着处子宫内膜的全部再生修复也需要6周,而产后腹壁紧张度的恢复也需要6~8周。因此,应将产褥期(即产后42天)均归纳为"坐月子"。

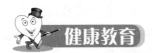

## 一、饮食指导

### 1. 产后饮食一般应注意什么? 是否需要忌口?

一般来说,产妇除了不吃生冷、强烈刺激和难嚼的食物外,无需忌口。产后头几天,产妇胃肠功能尚未恢复正常,食物不能过于油腻,以清淡易消化又有营养的食物为好。

### 2. 产后24小时内应该如何进行合理饮食?

产后24小时内应该摄入流质或半流质饮食,如小米粥、大米粥、藕粉、鸡蛋汤、挂面、面片汤、馄饨、豆浆等。随着体力的恢复和食欲的增加,可吃些普通食物,包括肉、蛋、鱼、乳、豆制品、新鲜蔬菜及水果,以促进乳汁的分泌。一般乳母每天应吃粗粮500 g,牛奶250 g,鸡蛋2只,蔬菜500 g,水果250 g,油50 g,适量的肉类和豆制品。

### 3. 产后饮食不宜大量吃味精和麦乳精,为什么?

味精对成人是安全的,但其主要成分谷氨酸钠可通过乳汁进入宝宝体内,导致宝宝锌元素缺乏,妨碍体格与智能的发育,因此,乳母不宜大量食用味精。麦乳精有回奶作用,可能造成宝宝缺

"粮",也不宜大量食用。

### 4. 分娩后可以马上吃鸡蛋吗?

虽然我国一直有吃鸡蛋下奶的习惯,但在分娩后数小时内产妇最好不要吃整个鸡蛋。因为在分娩过程中产妇体力消耗较大、出汗多、体液不足,消化功能下降。若分娩后立即吃鸡蛋很难消化,从而增加胃肠负担。因此,在分娩后数小时内,宜给予半流质或流质食物。

### 5. 听说产后应喝蔬菜汤有利于催奶,是这样吗?

很多产妇产后马上喝全汤催奶,常导致乳腺导管堵塞,乳房胀痛加剧,不利于下奶。产后进补要根据身体状况,多数产妇并不缺乏营养,最好先喝些清淡的蔬菜汤,5天后再喝全汤。另外,产后最初几天,产妇可能有便秘的困扰,自然分娩的产妇从分娩当天就可吃些蔬菜、水果来加以改善。而传统的说法产妇坐月子是不能吃青菜的,否则可引起腹泻,从科学的角度来说,这个观点是错误的。老人们担心的腹泻,很多时候指的是宝宝的大便呈绿色。宝宝偶尔会有墨绿色大便是因为食物残渣经胆汁消化,而胆汁是黄色并使大便成为酸性,排出后与空气接触,偶尔会变成绿色。一般喂母乳的婴儿大便容易偏向酸性,有可能成为绿便排出。另外,有些吃配方奶的婴儿,排出的粪便呈暗绿色,其原因是一般配方奶中都加入了一定含量的铁剂,这些铁质经过消化道,并与空气接触后,呈现为暗绿色。

其他还有:未吃饱的婴儿也可能排出绿色的稀大便,属于饥饿性腹泻。产妇吃得太油腻,婴儿也会消化不良,出现绿色大便。因此,产妇的饮食要均衡。另外,婴儿偶尔排出绿色大便并非妈妈吃了青菜所致。母乳喂养婴儿,粪便一般呈黄色或金黄色,稠度均匀如药膏状,偶尔稀薄而微呈绿色,为酸性反应,伴有酸味但不臭。只要婴儿的粪便符合上面所说的,并且无其他异常状况,就无需过于担心。

### 6. 产后 3 天内可以喝粥吗？

产妇在分娩后的 3 天内最好摄入流质或半流质食物。古代医家的建议是吃小鱼粥，为了通便可以另加一盘清爽可口的炒青菜；另外，小米粥、大米粥、鸡蛋汤、挂面也是较好的选择。2～3 天后，胃口渐增，可开始进食其他滋补品。但胃口差时不要吃得太油腻，根据个人身体状况，早晚可喝热牛奶，每天吃一只鸡蛋，然后慢慢再酌加鸡、鱼、虾、肉等，蔬菜与肉类要平均分配，均衡补充铁质、钙质、蛋白质等营养素和纤维，除了恢复体力外亦有助于乳汁的分泌。

## 二、运动指导

### 1. 分娩后多久可以下床活动？

产后 8 小时可以在床上坐一会儿。如分娩顺利，产后 12 小时可以下床、上厕所。产后 24 小时可以随意活动，但要避免长时间站立、久蹲或干体力活，以防止子宫脱垂。

### 2. 分娩后为什么要注意休息？

在自然分娩过程中消耗产妇体力较大，产后还要按需给新生儿哺乳，故而比较容易有疲惫感觉，所以产妇在出院后仍要注意充足的休息，才能够更好地看护好新生儿。

由于刚分娩后的产妇需要静养以恢复体力，亲友最好不要在此时进行探望。若来探望，时间也不宜超过半小时，要给产妇尽量多的时间休息。有传染性疾病或感冒的亲友最好不要来探视产妇及新生儿，避免引起交叉感染。

### 3. 产后恢复可以做哪些运动？

以往的观念是分娩后 1 个月内应尽可能休息，甚至不要下床，但较新的观念则认为产后越早运动，则身体的复原越快。产后可做的运动如下。

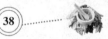

　　(1) 胸部运动(产后第 2 天开始,图 6-1):①仰卧,全身放平,手脚均伸直。②慢慢吸气扩大胸部,收下腹肌,背部紧贴地面,保持一会儿,然后放松。重复 5～10 次。作用:可使腹肌弹性增加。

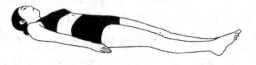

图 6-1　胸部运动

　　(2) 乳部运动(产后第 3 天开始,图 6-2):①两臂左右平伸,然后上举至两掌相遇。②保持手臂平直不可弯曲,然后放回原处。③重复 10～15 次。作用:此运动能使肺活量增加,并促使乳房恢复较好弹性,预防松垂。

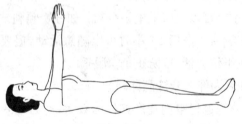

图 6-2　乳部运动

　　(3) 颈部运动(产后第 4 天开始,图 6-3):①仰卧,全身放平,手脚伸直。②将头部抬起,尽量向前屈,使下颌贴近胸部,再慢慢回原位。③重复 5～10 次。作用:可使颈部和背部肌肉得到舒展。

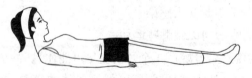

图 6-3　颈部运动

（4）腿部运动（产后第 5 天开始,图 6-4）：①仰卧,双手放平。②将右腿尽量抬高至垂直角度,脚尖伸直,膝部不可弯曲,然后缓慢放下,换左腿。③最后双腿并拢一起抬高,再慢慢放下。④重复 5～10 次。作用:可促进子宫及腹部肌肉收缩,并使腿部恢复较好的曲线。

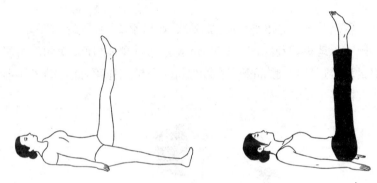

图 6-4 腿部运动

（5）臀部运动（产后第 8 天开始,图 6-5）：①仰卧,将一腿举起,促使足部贴近臀部,然后伸直全腿放下。②左、右腿互替同样动作。③重复 10～15 次,每天 2 遍。作用:可促进臀部和大腿肌肉恢复较好的弹性与曲线。

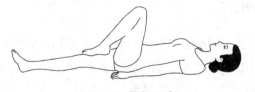

图 6-5 臀部运动

（6）收缩阴部运动（产后第 10 天开始,图 6-6）：①仰卧,双手放平,腿弯曲成直角。②身体挺起用肩部支持,两膝并拢,两脚分开,同时收缩臀部肌肉。③重复数次,每天 2 遍。作用:此运动可使阴道肌肉收缩,预防子宫、膀胱下垂及阴道松弛。

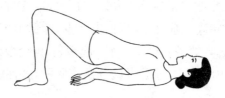

图 6-6　收缩阴部运动

（7）子宫收缩运动（即膝胸卧式，产后第 15 天开始，图 6-7）：①俯卧于地板，双膝分开约 30 cm 宽。②将身体弓起，使胸部及肩部尽量接近地板，腰部挺直。③保持 1 分钟。作用：此运动可协助子宫恢复至正常位置。

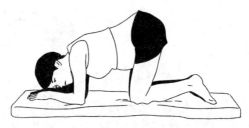

图 6-7　子宫收缩运动

## 三、护理指导

1. 为什么分娩后没有乳汁，母亲也要坚持让婴儿多吮吸？

分娩后半小时内可让婴儿吸吮乳头，这样可尽早建立催乳和排乳反射，促进乳汁的分泌。同时，还有利于子宫收缩。哺乳的时间和频率自由掌握。产后第一天，产妇身体虚弱、伤口疼痛，可选用侧卧位学习喂奶。多数产妇分娩后头两天都还没下奶，此时不用担心自己是否有奶水，只要身体健康，每个妈妈都有足够的奶水。即使奶水没下来，母亲也要坚持让婴儿多吮吸，通过吮吸有利于乳汁的分泌。

### 2. 自然分娩后出现排尿困难怎么办?

自然分娩的产妇少数可出现排尿困难,发生尿潴留,其原因可能与膀胱长期受压及会阴部疼痛反射有关。因此,应鼓励产妇尽量起床解小便,并配合坐浴法:陈瓜蒌30 g,煎汤坐浴约20分钟,每天1次。实在有困难者可请医生诊治,如仍不能排尿,可进行导尿。

### 3. 自然分娩后形成的阴道撕裂伤或会阴侧切留下的伤口如何护理?

自然分娩一般会留下阴道撕裂伤,或者会阴侧切留下的伤口。虽然自然分娩产后并发症少,相对复原速度比剖宫产快,但因伤口位于尿道口、阴道口、肛门交汇的部位,所以需要重视会阴部的护理,同时要防止外阴感染、会阴切口拆线后裂开、伤口发生血肿等问题。尤其是24小时内若产妇感到会阴部或肛门有下坠不适感、疼痛感,应请医生诊治,以防感染和血肿的发生。

### 4. 恶露排出时伴有恶臭是怎么回事?

恶露是指产后随子宫蜕膜脱落,含有血液、坏死蜕膜及组织物从宫腔经阴道排出。这是产妇在产褥期的临床表现。正常恶露有新鲜的血腥味,但无臭味。如果发现恶露有臭味,有可能发生了感染,应立即告知医生进行诊治。注意事项如下:①勤换卫生垫,避免湿透,让伤口浸泡在湿透的卫生垫上将会影响伤口愈合。②每天要用温水勤冲洗会阴部,尤其是每次便后最好用消毒棉擦拭或冲洗外阴,切忌由后向前擦,应该由前向后。③为防止会阴切口拆线后裂开,产后早些下床活动,多吃新鲜蔬菜、水果,多喝鱼汤、猪蹄汤等汤饮,不吃辛辣食物以保持排便通畅。当发生便秘难解时,不要屏气用力,可用开塞露帮助通便。拆线后的几天内,避免做下蹲用力动作。在解便时,屏气用力常常是会阴伤口裂开的原因。坐位时身体重心偏向好的一侧,以防伤口受压切口表皮错开。避免摔倒或大腿过度外展,这样都会使伤口再度裂开。

### 5. 月子期间怎样做好卫生清洁,可以淋浴或洗澡吗?

(1) 月子期间内产妇的恶露一般在产后 4～6 周干净,即便干净了其阴道分泌物也会增多,使得会阴部潮湿,而阴道抵抗能力(自净作用)降低,使其容易发生感染。因此,每天应该用温开水清洗外阴部,勤换卫生垫和内衣、内裤,并保持会阴部清洁和干燥,穿宽松透气的衣裤,避免会阴部伤口及盆腔感染。

(2) 医学上并不禁止自然分娩的产妇淋浴,但避免盆浴,以免洗澡用过的脏水灌入生殖道而引起感染。

### 6. 产后产妇出汗量多,是体虚吗?

产后产妇出汗量多,汗液时常浸湿内衣,这是正常生理现象,并非体虚表现,常在数日内自行好转。但产妇应勤换衣物和床单,定期房间要通风,否则产妇在空气污浊的室内会增加呼吸道感染的机会。室内温度不宜太高,也不可忽高忽低。过去常有将门窗紧闭,同时产妇都要盖厚被子的说法,这是不科学的观念,尤其是在夏季极易造成产妇中暑。当然要注意月子期间要避免身体直接吹到电扇的风。另外,开冷气时不要将风口对着产妇,将室温设定在 25～28℃是比较适宜的。如果月子期间衣服因排汗量过多而潮湿,需要马上更换干净的衣服;冬天时注意保暖,床边准备睡袍,以便半夜起来喂奶可立刻穿上,避免受风寒。

### 7. 月子期间可以刷牙吗?

月子期间进食次数较多,吃的食物也较多,如不注意漱口刷牙,容易使口腔内细菌繁殖,发生口腔疾病。以往,有不少产妇盲目信奉"老规矩"——坐月子不能刷牙,结果"坐"一次"月子"毁了一口牙。产妇每天应刷牙两次,可选用软毛牙刷轻柔地刷动。每次吃过食物后,应当用温开水漱口。只要体力允许,产后应该及时刷牙。

### 8. 产后刷牙需要注意什么?

通常经过分娩后产妇身体较虚弱,正处于调整中,对寒冷刺激较敏感。因此,切记要用温水刷牙,并在刷牙前最好先将牙刷用温水泡软,以防冷刺激对牙齿及齿龈刺激过大。每天早晚和睡前各刷牙一次,如果有吃夜宵的习惯,吃完夜宵后再刷一次。

### 9. 出现产后恶露反复或者产后恶露不尽怎么办?

产妇在产后排出恶露的持续的时间因人而异,平均约为 21 天,时间短者可能只有 14 天,而时间长的持续 6 周。如果产后恶露反复排出,或者淋漓不尽,甚至出现阴道大量流血,都会对产妇的身体造成危害,需要及时去医院就诊,在医生的指导下及时治疗。

### 10. 母乳喂养有什么好处?

一般来说,分娩后的第一天,产妇会分泌出少量黏稠、略带黄色的乳汁,临床上称为初乳。初乳含有大量的抗体,其功效是所有奶粉无法替代的。初乳能保护婴儿免受细菌的侵害,所以产妇应尽可能地给婴儿喂初乳,减少新生儿疾病的发生。哺乳可促进乳汁的分泌,因为吸吮过程中大脑发出信号,形成神经反射,增加乳汁的分泌。

另外,母乳喂养可促进产妇的子宫恢复,喂奶时下腹痛是子宫收缩的表现。每当子宫收缩时,子宫肌肉暂时缺血,下腹一阵阵发紧、发硬,并伴随着恶露排出。因此,喂奶时腹痛属于正常现象。

### 11. 如何防止乳头皲裂?

乳头皲裂是哺乳期常见病之一。轻者仅乳头表面出现裂口,重者局部渗液、渗血,日久不愈反复发作易形成小溃疡,处理不当又极易引起乳痈。特别是哺乳时往往有撕心裂肺的疼痛感,令病人坐卧不安,极为痛苦。发生这种情况的主要原因可能是孩子在吸乳时损伤乳头,或是其他损伤而引起。哺乳前应该用温开水清洗乳头,切忌使用肥皂、乙醇、洗涤剂等,以免除去保护乳头和乳晕皮肤的天然"薄膜",造成乳头皲裂,影响哺乳。

### 12. 哪些方法可以促进乳汁分泌?

产妇对自己能够胜任母乳喂养工作的自信心将是母乳喂养成

功的基本保证。母乳是否充足与产妇的心理因素及情绪情感关系极为密切。所以,产妇在任何情况下都要不急不躁,以平和、愉快的心态面对生活中的一切。另外要注意恰当的饮食,既能让自己奶量充足、又能修复元气且营养均衡不发胖,这才是新手妈妈希望达到的月子"食"效。两乳房都要喂,如果一次只喂一边乳房,另一边乳房受的刺激减少,自然泌乳也少。妈妈的奶水越少,越要增加婴儿吮吸的次数;由于婴儿吮吸的力量较大,正好可借助婴儿的嘴巴来按摩乳晕。喂得越多,奶水分泌得就越多。妈妈要多与婴儿的肌肤接触,孩子对乳头的吸吮是母乳分泌的最佳刺激。每次哺乳后要让婴儿充分吸空乳房,这有利于乳汁的再产生。

哺乳妈妈常会在喂奶时感到口渴,这是正常的现象。妈妈在喂奶时要注意补充水分,或是多喝豆浆、果汁、原味蔬菜汤等。水分补充适度即可,这样乳汁的供给才会既充足又富营养。

按摩乳房能刺激乳腺分泌乳汁。如果妈妈的乳头受伤、皲裂或流血导致发炎时,就会影响乳汁的分泌。为避免乳头皲裂,建议采用正确的喂奶姿势,控制好单侧乳房的吮吸时间。

### 13. 如何做好产后康复?

分娩后的产妇身体内分泌急速发生了变化,全身肌肉、肌腱的弹性和力量下降,关节囊和关节附近的韧带张力减弱,使关节变得松弛,在此状态下,如果产妇过早、过多地从事家务劳动或过多地抱小孩,会加重关节、肌腱和韧带的负担,容易使手腕、手指关节等部位发生劳损性疼痛。因此,产妇应避免过度劳动,但是可以适量进行少量运动。一般来说,产后 14 天就可以开始进行简单的腹肌收缩、仰卧起坐等运动,但要视个体情况,不能勉强和过于剧烈。喜欢有氧舞蹈的产妇,则要等上 6 周才可以重新开始。总之,产后运动要适时适度、持之以恒。

自然分娩后阴道经过拉伸可出现一定程度的松弛,但是阴道本身具有一定的恢复功能,再加上产后的缩阴锻炼,阴道松弛可以得到改善。随着科学的发展,现在已有盆底功能检测和康复仪,用于帮助产妇恢复阴道弹性功能。

14. 如何调整心态,防止产后忧郁的发生?

产后忧郁的发生受社会因素、心理因素及妊娠因素的影响,因此应加强对孕产妇的精神关怀。通过利用各种渠道普及分娩知识,减轻孕产妇对妊娠、分娩的紧张、恐惧心情,完善自我保健。

15. 产后子宫脱垂有哪些临床表现?

子宫脱垂是指支撑子宫的组织受损伤或薄弱,致使子宫从正常位置沿阴道下降,子宫颈外口于坐骨棘水平以下,甚至子宫全部脱出阴道口外的一种生殖伴邻近器官变位的综合征。产后主要是由于产妇子宫位置发生变化,容易造成子宫脱垂,导致产妇出现下腹坠胀、腰痛。要想避免子宫脱垂,产后需要做到:充分休息,避免久站和提取重物,产后不要急于使用收腹带,注意饮食结构,避免便秘。

16. 怎样预防产后子宫脱垂?

预防产后子宫脱垂应注意:①产妇产后不可过早下床劳动,但并不要求绝对卧床休息。②产后1周,产妇可以做些轻微的家务活,如擦桌子、扫地等,但持续时间不宜过长,更不可做较重的体力活。③保持大便通畅,绝对禁止用力大便。④注意保暖防寒,防止感冒、咳嗽。如有慢性咳嗽者应积极治疗。⑤加强盆底肌和提肛肌的收缩运动。如做抬臀运动,可以仰卧屈腿,有节律地抬高臀部,使臀部离开床面,然后放下。每天2次,每次连做10~15次。这样能使盆底肌、提肛肌逐渐恢复紧张度。

17. 产后子宫脱垂的居家调理有哪些?

产妇应注意产时和产褥期卫生。分娩时,产妇一定要做到不过早和不过度用力。分娩后产妇应充分休息,并经常改变卧姿;饮食结构上注意营养,体质虚弱者更要注意调理,积极进行体操运动

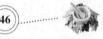

以锻炼骨盆底肌肉及腹壁肌肉。避免过早和过度操持家务与体力劳动,最好是站着或坐着,避免蹲位劳动如蹲着洗尿布或择菜。产后更应预防便秘或咳嗽,因为这些都能增加腹腔内压,使盆底组织承受更大的压力,而容易发生子宫脱垂。

运动:应用盆底肌肉收缩法将肛门向上收缩,就如同大便完了收缩肛门那样。每天做数次,每次收缩 10~20 下。臀部抬高运动:产妇平躺于床上,两脚踏床,紧贴臀部,两手臂平放在身体两侧,然后用腰部力量将臀部抬高与放下。每天 2 次,每次 20 下左右,并逐步增多次数。下蹲运动:两手扶在桌上或床边,两足并拢,做下蹲与起立动作,每天 1~2 次,每次 5~15 下。但应注意平时要防止空蹲,如需蹲下旁边最好放一个凳子。产妇坐月子期间应尽量躺着休息,有空多做阴道及肛门四周肌肉的收缩、放松练习,可有效预防产后漏尿及子宫脱垂。在产后至少要有 42 天的休息时间,或延长至 60 天。月子里休息以保持右侧卧姿为主,会阴侧切伤口恢复后可左右卧姿交换进行,避免长期平躺。

### 18. 产后四肢疼痛有何方法可以缓解?

产后出现四肢疼痛,临床上又称为产后身痛或产后风,产后风寒湿邪很容易袭入经络关节,造成四肢关节疼痛。产妇若做家务接触冷水,往往会落下手指关节疼痛的疾病,衣裤穿着单薄还可以引起膝关节、肘关节疼痛,鞋袜不暖则容易患足跟痛。如果能够积极地预防,可以尽可能避免产后四肢疼痛的发生。一旦出现症状,尽快予以治疗通常不会留下后患。首先,要保证疼痛部位不再受寒,多吃一些含钙高的食品,如牛奶、黄豆制品、虾仁;或适量服用钙剂,如葡萄糖酸钙、乳酸钙等,疼痛也会慢慢缓解。如果疼痛仍无改善,可以服用中药治疗。

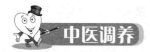

### 1. 从中医的角度来看，为何产后月子病难以治愈?

产妇分娩后 1 个月内护理工作做不好，很容易导致月子病的发生。例如，因过度悲伤忧虑、迎风哭泣、情绪忧郁，容易引起肝气郁结，导致气血不畅，气血受滞容易失去营养，不慎风邪可以侵入，此月子病的临床表现为：怕冷、怕风、双目失明、视物不清(散光)、眼睛及眼眶疼痛、偏头痛、精神恍惚、忧郁症。活动关节疼痛之外还伴有麻木、抽搐、胀痛等因素。

此外，产妇在月子里筋骨腠理之门大开，气血虚弱，内外空虚，不慎风寒湿邪侵入，此月子病的临床表现为：肢体麻木、屈伸不利、头痛、昏眩、肿胀、木讷、食少乏味、小便涩少、浑身怕冷、怕风，出虚汗，活动关节疼痛，遇冷、遇风疼痛症状加重，严重者夏热天需穿棉衣，中医理论为"寒邪入骨"。妇女在月子里 100 天一个自然恢复期，筋骨与腠理一个合闭，可以把风湿寒邪包入体内，不得排出，病邪长期滞留于体内，损坏腠理与筋骨组织，导致严重的筋骨病。产后失血过多导致的贫血，宫内瘀血，造成体虚、头晕、腹痛、腰痛等也会形成月子病。在月子里应该慎行房事，过多房事伤阴、伤精，阴精两亏导致筋空虚，风邪可乘虚侵入，其主要临床症状除了怕冷怕风，关节疼痛外，还表现为浑身沉重，无力，腰酸困疼痛，不耐疲劳，部分产妇伴有风湿或类风湿症状。

女性一旦在月子里患病应及时治疗。产妇在月子里患病，由于正处于产褥期休养和哺乳婴儿，再加上症状初起时大多较轻，往往不予充分重视，不及时求医，在不经意间失去了最佳治疗时机，因此有"月子病难治愈"之说。

**2. 产后出现乳房肿痛应如何调理,食疗可以吗?**

产后哺乳期很多产妇都会发生急性乳腺炎。主要表现为乳房胀痛、乳汁结块排乳不畅,同时可有发热和怕冷。如果未能及时治疗,就会继续发展成乳房脓肿,最后脓肿破口流出脓液。可用油木梳背部由乳房四周向乳头方向刮摩;也可外用如意金黄散和米醋调开涂抹乳房,随干随换;或把仙人掌去刺后捣成泥外敷于乳房上,每天2~3次;也可服用中药粥,方剂是蒲公英60 g、金银花30 g先煎汤,再入粳米100~150 g在汤中熬成粥,不拘时喝。早期症状不重时可以坚持喂奶,但如果乳房红肿、疼痛症状加重,甚至形成脓肿时则应停止喂奶,立刻就医。也可以选用食疗方法:用母猪蹄2枚洗净劈开加通草20 g煨烂取浓汤内服下乳;用鲫鱼、紫背甜菜烧汤频服亦为良法或用大葱加水煎煮,以葱液洗乳房3~4次/天。

**3. 产后出现便秘和痔疮应如何应用中医调理治疗?**

产后长期卧床很容易发生便秘,引起痔疮。加上分娩时会阴伤口的疼痛,很多产妇一想到排便就会有一种刺痛感,也促使便秘形成一个恶性循环。此时可以服用麻仁润肠丸等润肠类中成药,还可以选择药膳,如取核桃仁5个捣烂,桃仁20 g去皮捣烂,黑芝麻20 g炒熟研烂,蜂蜜50 ml(选用两种以上即可,配齐更好),与适量粳米煮粥,早晚喝。

**4. 产后出现小便不利怎么办?**

产后气虚,导致产妇排尿功能障碍,发生排尿困难,或小便次数增多,或排尿不能自行控制。产妇可以用温热的生理盐水冲洗外阴,对小腹施以按摩,并点按关元穴(肚脐下3寸)。如果症状数日后没有缓解,在中医的指导下服用益气利尿中药,或服用补中益气丸,具有一定的效果。

**5. 产后出现小腹阵痛或隐痛如何调理?**

产后小腹出现阵痛或隐痛,发作时能摸到收缩发硬的子宫,大多属于宫血淤阻。如果受寒引起恶露排出不畅,会使疼痛更为加重。首先应该注意保暖,产妇保证充足的休息,尽早下床活动,以刺激肠蠕动和气血运转。

益母草冲剂也具有一定的效果,可以每次服用 1.5 袋,每天 2 次,或取山楂 30 g、红糖 30 g、干姜面 5 g 用水煎,每天分 2 次服用。体质虚弱的产妇,可以吃传统的百补鸡,方法为党参、白术、茯苓、炙甘草、熟地、白芍各 10 g,当归 20 g,川芎 6 g,洗净后用干净纱布包裹浸湿;然后取肥母鸡 1 只,把 500 g 精猪肉切碎、500 g 猪骨打碎,将鸡、猪肉、骨、药包一起放入锅中,加水适量,用武火烧开,打去浮沫,加入葱、姜少许,再用文火烧至鸡肉烂熟,去药包,吃肉喝汤。

### 6. 产后恶露不尽是如何造成的? 服用中药可以治疗吗?

恶露是产后排出的血水,一般在 3 周内排干净,也有一些产妇因身体较虚弱会延至 6 周才净。如果超过 6 周仍然淋漓不净,临床上称为恶露不尽,大多数是由于寒气凝滞、血淤不通造成的。常伴有腰酸痛、下腹坠胀冷痛。恶露排出不畅,会影响子宫复旧,甚至全身的恢复。

过去中医讲究产后服用生化汤,几乎成为月子里的一道程序,因为生化汤能帮助产后气虚寒弱的产妇尽快排出恶露,效果显著。因此,可以居家做一些生化汤粥,如取当归 15 g、川芎 10 g、桃仁 10 g、干姜 7 g(用火烤黑)、甘草 3 g,加水和少量黄酒煎煮,取汁去渣,再和淘洗干净的粳米 50~100 g 煮为稀粥,放入红糖适量。每天喝 1~2 次,趁温热喝下。但是生化汤不适用于产后仍然表现为火热症状体质的产妇,服用前应该请教中医辨证论治。

### 7. 产后应该如何进行中医调养?

产妇在产后应该给予清淡饮食,少油腻燥热的食物。多喝鱼汤、排骨汤、肉片汤、蔬菜汤等。鱼汤一般用乌鱼、鲫鱼可以交替清炖,白水煮,撒盐,也可以适当加入蔬菜同煮,久炖(乌鱼可以促进

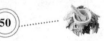 

子宫收缩,伤口恢复;鲫鱼可促进乳汁分泌)。有伤口者,伤口恢复前不宜吃姜、蒜、花椒等佐料。排骨汤、大骨汤、肉汤、圆子汤均可清炖。血热及淤血久滞者在汤里加莲藕同煮,脾虚及气血津亏者加山药同煮。红枣可加3~4颗。

蔬菜汤可用莴笋尖、豌豆尖、黄豆芽、西兰花、甜椒等混合煮水,撒盐(该蔬菜水可促进乳汁分泌及疏通乳腺管)。多备,可当开水喝,蔬菜叶拌芝麻油可排便。产妇出院后:开始吃鸡汤、猪蹄汤(汤上浮油去掉)。血热及淤血久滞者鸡汤里加莲藕同煮,脾虚及气血津亏者加山药同煮,以后可少量加入当归、黄芪等补药。猪蹄汤内加入花生米、墨鱼均可。肥肉宜少吃,多喝汤。

### 8. 产后饮食有什么需要忌口的吗?

注意韭菜、麦片、人参可回奶,产妇不宜吃。核桃具有活血作用,阴道流血期间尽量少吃。煎鸡蛋过于油腻,少吃为佳。产后有伤口者不宜加姜、蒜、花椒等作料。建议使用植物油,少用猪油。常用菜如芹菜牛肉丝、炒猪肝、时鲜蔬菜等。鸡蛋不宜多,每天2~3只即可。生冷水果不宜多吃,可适当加热。柠檬、桂圆类不宜多吃。

分娩后产妇无血糖异常者可适当饮用红糖水排瘀,但不宜多吃久吃。红糖冲水可每天2杯,红糖煮鸡蛋者每天一次足够,若加酒糟,不宜多吃。红糖活血,一周即停。

### 9. 怎样才能有充足的乳汁?

刚哺乳时乳汁无或不足均是正常,无需紧张,在乳腺管通畅后可多喝汤水催奶,保证产妇的膳食营养,同时无论乳汁多少,需让宝宝多吸吮,促进乳汁分泌。若3天后乳汁仍然不足,可用青皮的木瓜炖鲫鱼、中药通草炖鲫鱼汤,或者猪蹄汤或在鸡汤里适当加入当归、黄芪、王不留行等药材。奶水够即止,不宜多吃。如果仍无效果者,可用中药调理。

**10. 产后药膳调理主要有哪些?**

(1) 当归生姜羊肉汤:当归、黄芪各 30 g,生姜 60 g,羊肉 250 g。煮熟食用。

(2) 枸杞 30 g,兔肉 250 g。共煮汤,调味服食。

(3) 老母鸡 1 只,木耳 30 g,红枣 15 枚。用水煮熟后调味服食。

(4) 红花 9 g,黑豆 90 g,红糖 60 g。水煎代茶饮。

(5) 红花 20 g,石榴皮 36 g,桃仁 10 粒。水煎服,每天一剂,分 2 次服用。患者至月经来潮后,再隔 24 天服 1～2 剂。

(6) 益母草 30 g,青皮、陈皮各 15 g,红糖适量。水煎代茶饮。

(7) 益母草 30 g,红糖适量。水煎代茶饮。

(8) 艾叶 15 g,生姜、川芎各 10 g,鸡蛋 2 枚。煮熟食鸡蛋并服汤。

(9) 薏苡仁 30 g,炒扁豆、山楂各 15 g,粳米 60 g。煮粥食用。

(10) 淫羊藿、巴戟天各 50 g,黄酒 1 000 ml。同煮数沸,滤去渣,每次服 30 ml,每天 2～3 次。

**11. 产后出现身体虚弱、眩晕或多汗怎么办?**

由于分娩时失血过多、用力、疼痛、创伤等,都会导致产妇气、血、津液的耗损,即使孕前体质再好也会感到从未有过的虚弱。所以说体虚是产后最常见的不适症状。为了帮助产妇的身体尽快恢复,可以在中医的指导下,选用党参、黄芪、当归、麦冬、枸杞、山药、桂圆、核桃仁、黑芝麻、莲子等煮粥或煲汤饮用。

分娩时因经历了待产过程,分娩后产妇的身体可出现一些变化,如伤气和失血,使血液输送到脑部血量减少可感到头晕目眩,有时还会伴有食欲不振、恶心、发冷、头痛等症状。一般在产后数日可得到改善,随着气血逐渐恢复而好转,也有少数病人会持续一段时间。可以服用乌鸡白凤丸配合黄芪羊肉食用,方法:取羊肉 500 g 洗净切片,黄芪 50 g,当归 50 g,大枣 10 个、生姜 1 块,用慢火炖烂,吃肉喝汤。产妇下床活动时需要有人陪护,并尽量放慢动作以免晕倒摔伤。

由于产后需要排出体内积存的大量水分,所以产妇出汗属于正常现象。但如果出汗过多,伴有口干舌燥,或者超过 1 周仍然汗出不止,说明是气虚不能固表。可以服用玉屏风散(丸)配合浮小麦羊肚汤,即取浮小麦 50 g 用纱布包好,羊肚 200 g 切片,加水后放在一起煮熟,喝汤吃肚片,具有一定效果。

### 12. 产后乳房和子宫穴位按摩有什么好处? 如何操作?

产后配合穴位按摩有助于乳汁分泌通畅。首先采用湿热毛巾(40～45℃)热敷乳房 3～5 分钟。之后嘱产妇取半卧位,体虚者取卧位,按摩者修剪指甲,洗净双手,将双手涂抹按摩精油,采用手掌侧面顺着乳腺管方向由乳根至乳头按摩乳房,两侧乳房交替进行。采用拇指、示指、中指在乳晕部四周进行 360 度旋转按摩,然后再轻轻向下挤压乳晕及乳头以加强泌乳反射。为促进乳腺管末端打开,采用右手示指、拇指轻轻捻揪乳头数次,手法由轻至重,以产妇有酸、麻、胀、痛感为度。

乳房按摩结束后进行子宫按摩。按摩前嘱产妇排空膀胱,取仰卧位,暴露腹部,在腹部涂抹精油后进行按摩。家属将手置于产妇脐部寻找到子宫位置,均匀而规律地进行按摩。

### 13. 如何预防产后抑郁症?

产后要注意饮食调护,既要营养丰富,又不可过食膏粱厚味,以免痰湿停驻。另外,要做到起居有常,不可过于操劳而耗气伤血,亦不可久卧于床以免败血痰浊留驻,适当活动,利于气血运行。产后自我调节情志,通过听音乐、与家人交流等方式舒缓情绪,建立积极向上的生活态度。家人应给与足够的关怀与照顾,并加以开导、安慰,必要时进行心理咨询。及时治疗产后发生的各种疾病,以免身体的种种不适造成更大的身心伤害。孕期吃鱼可有助于对抗产后抑郁,如三文鱼、沙丁鱼类中含 Ω3 脂肪酸特别丰富,该物质具有抗抑郁作用,故孕妇孕期尽量多吃,有助于降低产前和产后抑郁。

**14. 产后体质虚弱伴有腹痛,如何给予药膳调理?**

体质虚弱的产妇,可以吃传统的百补鸡,方法为党参、白术、茯苓、炙甘草、熟地、白芍各 10 g;当归 20 g,川芎 6 g,洗净后用干净纱布包裹浸湿;然后取母鸡 1 只,把 500 g 精猪肉切碎、500 g 猪骨打碎,将鸡、猪肉、骨、药包一起放入锅中,加水适量,用武火烧开,打去浮沫,加入葱、姜少许,再用文火烧至鸡肉烂熟,去药包,吃肉喝汤。

**15. 产后乳汁少如何给予饮食调理?**

首先要养成定时哺乳的习惯。有规律地让婴儿吸吮乳头,能反射性地促进乳腺分泌乳汁,维持充足的乳量。每次哺乳一定要把乳房吸空。若乳汁过多或因其他原因不能吸完,可以用吸乳器把多余的奶吸出。每次乳汁吸得越干净,越有利于下次乳汁的分泌。哺乳期,孕妇的营养必须保证,可多喝水、多喝汤,或给予通草促乳方剂冲水喝,帮助催奶。

(1) 猪蹄汤:猪蹄 1 只,通草促乳方一小包,加水 1 500 ml,葱、盐、黄酒等调味料。制作方法:将所有食材放在一起,先用大火煮、水开后用小火煮,煮 1～2 小时,直至猪蹄酥烂为止,喝汤吃肉。

(2) 酒酿蛋花汤:酒酿 1 块,鸡蛋 1 个。制作方法:将酒酿加水煮开,再打入鸡蛋,煮成蛋花状即可,可趁热服用。

(3) 虾米粥:虾米 30 g,粳米 100 g。制作方法:粳米如常法加水煮粥,粥煮至半熟时,加入洗净的虾米,米汤稠时即可食用。

**16. 产后会阴水肿如何消退?**

以中药熏洗会阴部,或采用湿敷法抑制渗出、消肿散结,减轻会阴水肿。中药可选 3～5 味,如益母草、透骨草、蒲公英、大黄、芒硝等。

**17. 产后失眠有哪些药膳治疗?**

(1) 桑葚茉莉饮:桑葚、百合各 20 g 浓煎候滚,倒入盛有茉莉

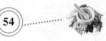

花 5 g 的容器,加盖静置即可饮用,频饮或代茶饮用。

(2) 大枣茯神粥:大枣 15 枚、茯神 15 g 细锉煎煮浓缩去滓,与粳米 60～100 g 同煮,温热食之,每天 1 次。

(3) 酸枣仁粥:炒酸枣仁 50 g,加水煎煮 20 分钟,去药留汁,与粳米 75 g 武火煮 20 分钟,再用文火煮至米开粥稠即成,每天 1 次。

(4) 养心安神肉:瘦猪肉 250 g 洗净,切小块,与莲子、龙眼各 30 g,以及百合 20 g 共入砂锅内,文火煲熟,调味即可,每晚佐餐食用。

(5) 甘麦大枣汤:淮小麦 30 g,大枣 10 枚,炙甘草 10 g,每天 1 剂,早晚各服 1 碗。

## 18. 产后汗多如何用中成药调理?

可在适当服用药物的基础上配合敷贴等外治方案。同时要适当控制饮食,保持乐观、积极的心态,适当加强体育锻炼,强化体质,增强机体的抵抗能力。白天出汗多者可选用黄芪颗粒或补中益气汤口服,夜间汗出多者给予生脉饮或滋心阴口服液。

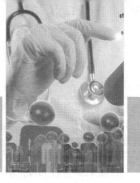

# 第七章
# 剖宫产术后

剖宫产是指在分娩过程中,由于产妇或胎儿的原因无法使胎儿自然娩出,而由医生采取的一种经腹切开子宫取出胎儿及其附属物的过程。由于该手术伤口大,创面广,很容易发生术后并发症。作为一种应激源,剖宫产不仅对产妇身体造成损害,还对产妇及其家属的心理造成一定的影响,常引起产妇及其家属不同程度的焦虑和恐惧。健康教育工作的开展,能有效地指导产妇及其家属解除心理负担,主动配合护理,达到减少并发症、早日康复的目的。

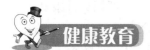

## 一、饮食指导

### 1. 剖宫产术后饮食上的注意事项有哪些?

剖宫产产妇术后 6 小时内因麻醉药效尚未消失,全身反应低下,为避免引起呛咳、呕吐等,应暂时禁食,若产妇确实口渴,可间隔一定时间喂少量温水。术后 6 小时,可摄入流质,如米汤水、藕

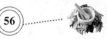
粉、萝卜汤等。进食前可用少量温水润喉。第一餐进食流质以清淡简单为宜,并要少量。若无任何肠胃不适,在通气恢复后可进食半流质。术后尽量避免摄取容易产气的食物(豆浆、牛奶等),避免油腻和刺激性的食物,多摄取高蛋白、维生素和矿物质以帮助组织修复。此外多摄取纤维素以促进肠道蠕动,预防便秘。

**2. 剖宫产术后产妇早进食的好处有哪些?**

剖宫产术后产妇早进食一方面有利于肠功能恢复,营养充足,促进乳汁分泌;另一方面可以补充分娩过程中的损耗,有利于切口愈合及母体康复,以便及早参与育婴活动,增强母婴感情。具体指导:术后 6 小时,少量多餐,可进食流质,如熬得很浓的鸡、鸭、鱼、骨头汤等;肠道未排气以前一般不吃易产气的牛奶、糖水等,避免肠胀气,饮橙汁和多活动可促进排气;肠道排气后 1~2 天,给予半流质,如蒸蛋羹、稀饭、面条等。一般术后第 3~4 天,即可给予普通饮食。

## 二、运动指导

**1. 为何要鼓励产妇术后及早下床活动?**

研究表明,手术后腹胀更易发生于卧床不能活动的病人,因此要鼓励产妇及早下床活动,促进肠蠕动,利于恶露引流,消除或减轻腹胀,防止腹腔脏器粘连及静脉炎的发生,使产妇早日康复。一般术后 2~4 小时可以翻身,床上活动下肢每次 5~6 下,每天 2 次,这样既可使病人感到舒适,又有利于静脉回流,防止下肢静脉血栓的形成。拔除保留导尿管后即可下床活动,第 1 天产妇可在他人的协助下开始下床活动,第 2 天产妇几乎均可下床活动、如厕。下地前先坐起来,把双腿垂于床边,适应一会儿,再站立,防止突然下床引起的头晕。同时采用双手按压腹部伤口,减轻由于震动而引起的疼痛。每次下地活动的时间,由 1 分钟开始,逐渐增加,家人在旁协助。

## 2. 剖宫产术后多久可以开始锻炼？

剖宫产术后 10 天左右，如果身体恢复良好，可开始进行健身锻炼。目前常用的瑜伽是恢复身体锻炼的较好选择，动作活动范围宜逐渐展开，避免过度、过大的运动。

## 3. 剖宫产术后可以进行哪些锻炼？

剖宫产术后有以下两种瑜伽方式有助于产妇的恢复。

**虎式：**①开始时跪下，臀部坐在两脚跟上，脊柱要伸直。两手向前伸，放在地板上，抬高臀部，做出爬行的姿势。②两眼向前直视，吸气，右腿向后伸展。蓄气不呼，弯右膝，把膝指向头部。两眼向上凝视，保持 5 秒钟。③呼气，把屈膝的腿，放回髋部下面，贴近胸部，脚趾高于地面，两眼向下看，鼻子贴近膝部，脊柱应弯成拱形。把右腿向后方伸展还原，每条腿做 5 次。

**腰部转体式：**①从坐姿开始，双腿并拢，脚尖向前伸直，两手自然打开，放于体侧。②左腿沿地面屈膝收回，自然放在右膝外侧，收紧腹部。③慢慢腰部向左扭转，右肘关节尽量抵住左膝外侧，双手指尖尽量点地，头部向左方扭转，眼睛平视左前方。吐气，身体缓慢还原，反方向重复以上动作。

## 4. 剖宫产术后可否按摩子宫？

剖宫产术后因为子宫尚未完全复旧，这时在脐下方可以扪及一团硬块，即为子宫。产妇可适当地在此处按摩，增强子宫收缩，促进子宫复旧，避免发生产后大出血。一般来说，子宫收缩会引起腹部轻微的疼痛，但基本都在可忍受范围内。若出现子宫异常压痛且合并有发热症状，伴随恶露臭味，可能是产后子宫细菌感染，需要到医院就诊，明确诊断后给予抗感染治疗。

# 三、护理指导

## 1. 剖宫产术后该如何护理伤口？

剖宫产术后伤口要勤换药，保持伤口和周围皮肤清洁干爽。

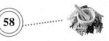

在休息时最好采取侧卧微屈体位,以减少腹壁张力。可在医生指导下,涂抹一些外用药。随时保持瘢痕处清洁,及时擦去汗液,避免用热水烫洗。拆线后,要避免剧烈运动、身体过度伸展或侧屈。

### 2. 剖宫产术后拔出导尿管后有哪些注意事项?

剖宫产术后,由于伤口疼痛使腹部不敢用力,大、小便不能顺利排泄,易造成尿潴留和便秘。若有痔疮,情况将会变得更加严重,故术后产妇应按平时习惯及时大、小便。一般剖宫产术后第 2 天静脉滴注结束即可拔除留置导尿管,拔除后 3~4 小时应排尿,否则易引起尿路感染。

### 3. 产妇如何观察恶露情况?

无论是自然分娩还是剖宫产,正常情况下,恶露 10 天内会从暗红色变为淡黄色,分娩后 4~6 周干净,否则应到医院检查。产后应密切观察恶露情况。剖宫产术后更易发生产后出血,一旦阴道大量出血或卫生棉垫 2 小时内就湿透,且显著超过月经量时,应及时通知医护人员,或到医院就诊。

### 4. 剖宫产术后如何观察切口愈合情况?

剖宫产术后要注意腹部伤口愈合及护理,产后第 2 天常规更换伤口敷料,检查伤口有无渗血及红肿。此外,产后月经恢复的时候要注意伤口是否有压痛,因为在伤口处易发生子宫内膜异位症,一旦出现经期伤口持续性胀痛,甚至出现硬块等症状,应及早去医院就诊。

### 5. 剖宫产术后如何避免伤口发生血肿或水肿?

剖宫产术后注意伤口情况,如果术后伤口出现疼痛,而且逐渐加重,需马上与医生联系,排除血肿。一旦有血肿形成立即要用纱布浸润 50% 硫酸镁溶液冷敷,24 小时后改为热敷。

术后最初数天内产妇应采取右侧卧位,这样可使伤口内的积血流出伤口外,不致发生血肿,也可防止恶露中的子宫内膜碎片流入伤口内,引发子宫内膜异位症。如果出现伤口有水肿,可用

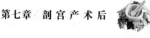

95％的乙醇纱布或者50％的硫酸镁溶液湿敷,每天2次。

### 6. 剖宫产术后哺乳的注意事项有哪些?

剖宫产术后产妇在产后第1～4天会有胀奶,此时可以哺喂母乳。但剖宫产术后的妈妈往往因为伤口疼痛降低了哺乳意愿,其实为了避免拉扯到伤口,只要在术后侧身喂奶就可减少伤口因动作拉扯而产生的疼痛和不适。

### 7. 剖宫产术后恶露持续多久干净?

分娩后正常情况下,恶露带有血腥味,但无臭味,量不超过月经,色透明,有光泽,不污秽。一般经过14～20天后,就会自然干净。根据个体差异每个人产后持续排出恶露的时间也不一定相同,正常情况下约3周恶露干净。恶露是反映子宫恢复的一个标志,因此要注意观察恶露情况,有问题及时到医院就诊。

### 8. 剖宫产术后恶露异常有哪些表现? 怎么办?

引起恶露不净的常见原因有宫腔感染、宫腔内有妊娠物如胎盘、蜕膜等组织的残留、子宫没有完全复原等。如果产后2个月以上恶露还是淋漓不净,或者剖宫产1个月后恶露仍然不净,同时还伴有臭秽味或腐臭味等异味,伴有腹痛、发热等症状,则可能是盆腔感染;如果排出恶露量日渐增多,颜色也逐渐变红变深,或出现一些瘀血块,或伴有子宫的出血、阴道有创伤,或有感染症状等,导致恶露总是持续不净时,一定要引起足够的重视,并及时到医院接受检查和治疗。

### 9. 剖宫产术后可以减肥吗?

分娩后,产妇身体还未完全恢复到孕前的程度,加之有些产妇还担负繁重的哺乳任务,此时正是需要补充营养的时候。因此,刚刚分娩不久的产妇不能盲目节食减肥。产后如果强制节食,不仅会导致产妇身体恢复慢,还有可能引发产后各种并发症的发生。服用减肥药会影响人体正常代谢,因为大多数的减肥药主要是通过抑制食欲和促进排泄量,达到减肥目的。

### 10. 剖宫产多久后可以再生育?

很多女性在第 1 胎剖宫产的时候,医生都会说明剖宫产术后至少 2 年才可以生第 2 胎。决定剖宫产多久能再生育,主要取决于剖宫产术后子宫恢复情况,如果剖宫产术后子宫恢复良好或者自身恢复能力强的话,剖宫产术后再生育可以不用等到 2 年,但是至少要 1 年后再考虑妊娠。

### 11. 剖宫产术后过早地意外怀孕怎么办?

剖宫产术后如果过早怀孕,由于胎儿的发育使子宫不断增大,子宫壁变薄,尤其是剖宫产术后,手术伤口处的结缔组织缺乏弹力。新鲜的瘢痕在妊娠末期或分娩过程中很容易发生先兆子宫破裂,而造成腹腔大出血,甚至威胁生命。因此,如果意外怀孕一定要第一时间到医院检查,以免发生危险。

### 12. 剖宫产术后多久可以洗头?

因为剖宫产伤口的愈合需要 1 周以上的时间,一般情况下,剖宫产的产妇在产后 10 天左右就可以洗头了,避免在伤口还痛的时候洗头,这样不利于伤口的愈合,还容易导致伤口感染。

### 13. 剖宫产术后加快瘢痕的修复,注意事项有哪些?

剖宫产术后伤口的痂不要过早地揭去,过早硬行揭痂会把尚停留在修复阶段表皮细胞带走,甚至撕脱真皮组织,并刺激伤口出现刺痒。另外应避免阳光照射,防止紫外线刺激形成色素沉着;涂抹一些外用药如氟轻松软膏、复方醋酸地塞米松软膏等用于止痒;保持瘢痕处的清洁卫生,及时擦去伤口周围皮肤上的汗液,避免用手搔抓,用衣服摩擦瘢痕或用水烫洗的方法止痒,以免加剧局部皮肤的刺激,促使结缔组织炎性反应,引起进一步刺痒。

### 14. 剖宫产术后多久可以同房?

对于正常分娩而言,一般月子时间,也就是产褥期 42 天为子宫内膜的修复期,过了产褥期,如果产妇身体没有什么异常,理论上就可以同房了。而剖宫产术后因为有手术伤口,伤口恢复自然需要更多的时间,要同房必须要在伤口愈合后才能进行,一般术后3个月后才能同房。

**15. 剖宫产术后出院回家有哪些活动是不宜做的?**

产妇剖宫产术后出院回家尽量不要平卧,建议采取侧卧位,使身体和床构成一定角度,并将被子或毛毯垫在背后,以减轻身体移动时对切口的震动和牵拉痛。产妇不宜立即摄入大量含高蛋白的食品,术后1周内禁食蛋类、发酵食物及牛奶,避免胀气。1周后可开始摄食鱼、鲜奶、鸡蛋、肉类高蛋白质食物,帮助组织修复。有些产妇在产后初期惧怕活动,建议麻醉过后的知觉恢复后,应该进行肢体活动,如练习翻身、坐起,并下床活动,以促进肠道活动排气,其不但有助于产妇的体力恢复,还可促进排尿、排便,以及恶露的排出,预防肠粘连及血栓形成。

**16. 剖宫产术后为何容易吹风着凉?**

产后正是产妇"弱不禁风"的时候,此时毛孔完全张开,如果因空调等制冷设置温度太低而使产妇着凉,便容易感冒。因此,在夏季开空调时,空调的风不宜直接吹到产妇,并且空调的温度不宜过低,室温一般以25~28℃为宜。另外,产妇应穿长袖衣和长裤,最好穿上一双袜子,穿着不宜暴露。

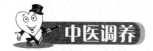 中医调养

**1. 剖宫产术后如何进行中医药调理?**

产后中药体质调理(术后第1天至出院,每天1剂):根据产后多虚多瘀的特点及产妇不同的术前体质类型给予益气活血生肌汤(药物组成:黄芪、丹参各15 g,三七5 g,鸡血藤30 g)加减。具体用药如下:平和体质者治以祛瘀生新,予以益气活血生肌汤;气虚体质者治以培补元气、补气健脾,予益气活血生肌汤加党参或红

参;阳虚体质者治以补肾温阳、益火之源,予益气活血生肌汤加附子、肉桂;阴虚体质者治以滋补肾阴、壮水制火,予益气活血生肌汤加女贞子、旱莲草;瘀血体质者治以活血祛瘀、疏经通络,予益气活血生肌汤加当归、桃仁;痰湿体质者治以健脾利湿、化痰泻浊,予益气活血生肌汤加茯苓、白术;湿热体质者治以分消湿浊、清泻伏火,予益气活血生肌汤加薏苡仁、金银花;气郁体质者治以疏肝行气、开其郁结,予益气活血生肌汤加柴胡、郁金;特禀体质者治以益气固表、养血消风或培补元阴元阳,予益气活血生肌汤加玉屏风散或参附汤或生脉散。

2. 中医药在剖宫产术后并发症的治疗中有哪些优势?

剖宫产术后并发症有剖宫产产后发热、产后恶露不绝、产后缺乳、剖宫产术后胃肠胀气等,但最常见的病症是产后恶露不绝和产后缺乳。产后恶露不绝是指产后血性恶露持续 10 天以上仍淋漓不尽者,相当于西医学的子宫复旧不良和晚期产后出血。产后缺乳又称"产后乳汁不行""无乳""乳难",是指产后乳汁甚少,或逐渐减少,或全无。产后康复主要包括预防产后恶露不绝,促进子宫复旧和产后泌乳。

随着剖宫产率的上升,术后康复不良现象亦随之增加,产后恶露不绝和产后缺乳这两种最常见的产后病,发病率逐年增加,现代医学由于哺乳期用药的局限性尚无很好的治疗方法,而中医药在治疗产后病方面积累了丰富的经验,尤其在剖宫产术后康复过程中逐渐彰显了独有优势,包括治疗效果确切,治疗方法形式多样,简便易行,经济价廉,不良反应少等。

3. 剖宫产术后如何应用针灸调理?

在术后第 1 天可以采用耳针,选用胸、内分泌、肝等耳穴,疏肝理气止痛;术后第 1~2 天,每天 1 次穴位敷贴(厚朴粉敷贴双侧足三里),同时进行穴位注射(维生素 B 穴注双侧足三里,术后第 1~2 天,每天 1 次),促进胃肠蠕动,减轻腹胀。

此外在术后 6 小时,可以给予腹部按摩,以顺时针方向按 5 分钟,再以逆时针按 5 分钟,每天按摩 4 次,范围为上腹部、脐周及双侧胁腹,用手掌贴紧皮肤表面做回旋推动,按摩轻重均匀,手法柔和,注意不要碰到产妇伤口。可以配合针刺治疗,取天枢、足三里、三阴交、中脘穴。根据产妇体型和穴位深浅,常规消毒后,选择合适规格毫针,采用指切进针法快速针刺,刺入后提插,大幅度捻转,当得气后留针 30 分钟,每 10 分钟行针 1 次。若肛门未自动排气,12 小时后将重复 1 次针灸治疗。

**4. 剖宫产术后如何进行中药药膳调理?**

剖宫产术后可适当进行中医药膳调理,常用的中药药膳主要有以下几种。

(1) 乌鸡汤:乌鸡汤能促进产后失血者恢复体力,所以剖宫产女性可以经常吃。

(2) 枸杞红枣茶:产后贫血是孕妇常见的症状,所以需要及时进补,吃完饭后可以喝一些红枣枸杞茶,有助于产妇健脾暖胃,养气补血,促进睡眠等。

(3) 桂圆红枣粥:桂圆红枣粥可以促进消化,由于产妇需要大量进食调理身体,吃一些桂圆红枣正好能促进肠道活动,适合产妇服用。

另外,中药当归、黄芪、通草都具有补血益气的效果,有助于产妇调节气血,加快康复。家属可以煮成凉茶给产妇饮用,也可以适量加入红枣、阿胶填补味道上的不足,有促进食欲的作用。

**5. 剖宫产术后如何采用中药药膳催乳?**

初乳出现较迟或乳汁分泌量少不能满足新生儿需要时可适当添加奶粉等辅食。产妇术后 6 小时给予少量清流质饮食,以促进排气,排气后给予正常的产妇饮食。同时,给予催乳药膳,组方:党参 30 g、黄芪 30 g、当归 20 g、王不留行 30 g、穿山甲 15 g、通草 10 g、猪蹄 2 个。煎煮方法:将党参、黄芪、当归、王不留行、穿山甲、通草放入砂锅中,加水约 1 000 ml,浸泡 0.5 小时,武火煮沸后,文火煎煮约 40 分钟,煎煮 2 遍,将滤过的药液与炖好的猪蹄放一起,再炖 15 分钟,趁热喝汤,食猪蹄。每天 2 次,每次约 400 ml。乳汁充足即可停用。

### 6. 剖宫产术后为什么提倡中医综合护理?

在剖宫产术后,产妇的症状是多方面的,包括身体生理和心理的症状等。中医综合护理干预采用情志护理、中药口服、穴位按摩、穴位敷贴等措施进行干预。其中,情志护理有助于疏导产妇焦虑、抑郁等情绪,使其保持乐观的心态和良好的情绪;中药口服应用有温经通络、补血益气、强肾固本功能,可有效发挥止血、缩宫、镇痛作用,促进子宫复旧,缓解产妇疲劳感,改善其睡眠质量,加速产后排气,可加速产妇剖宫产术后恢复。穴位按摩可改善血液循环,促进组织器官新陈代谢,发挥健脾益气、活血行气和消积理气等作用,可强化相应器官功能和人体免疫功能,加速子宫收缩和肠道蠕动,提前排气时间,改善产妇食欲和睡眠质量。穴位敷贴可有效减轻胀气感,缓解腹胀症状。多种中医护理方式联合,可提高护理效果。

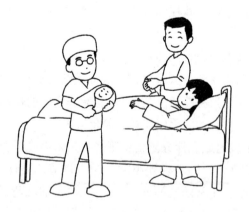

# 妇科篇

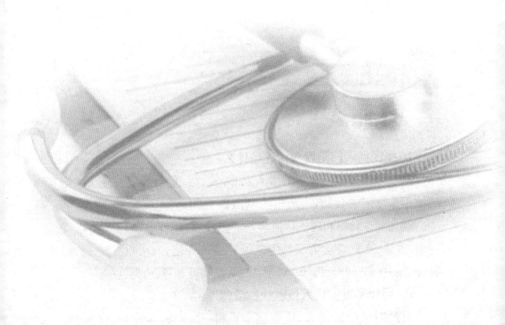

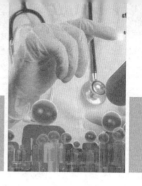

# 第八章

# 月 经 异 常

月经失调又称月经不调,是妇科常见疾病,表现为月经周期或出血量的异常,可伴月经前、经期时的腹痛及全身症状。病因可能是器质性病变或是功能失常。另外,卵巢早衰、围绝经期综合征也会发生月经异常的表现。

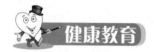

## 一、 饮食指导

### 1. 痛经病人日常饮食该注意什么?

减少寒性及生冷食物的摄入:如海鲜、梨、葡萄等或直接从冰箱或冰柜中取出的食物;避免辛辣刺激性食物;避免喝咖啡、浓茶、酒等。增加温性食物和理气活血食物的摄入,如胡萝卜、橘子、荠菜、洋兰根、香菜、佛手、生姜等。身体虚弱、气血不足者,宜常吃补气、补血、补肝肾的食物,如鸡、鸭、鱼、鸡蛋、牛奶、动物肝和肾、鱼类、豆类等。

### 2. 月经频发的病人有哪些饮食调理?

月经时常早来的人,应少吃辛香料,少吃肉,少吃葱、洋葱、青椒,多吃青菜,适量补充维生素 C,或多吃橘子、橙子、猕猴桃等水果。

### 3. 月经推迟的病人该如何调理?

月经迟迟不来:宜少吃冷食多吃肉,最好常吃姜炒鸡肝或猪肝,多服用补血、活血的食品。

### 4. 月经前容易便秘者如何调理?

月经前烦躁不安、便秘、腰痛者,宜大量摄食促进肠蠕动及代谢之物,如青菜、豆腐等。月经来潮中,可摄食动物肝脏。甜食可适量多吃,油性食物及生冷食物皆不宜多吃。

### 5. 月经后容易眩晕如何调理?

月经后,尤其出血量较多的女性会感到头晕、眼花,是因为出血量多引起或加重了贫血导致,这部分女性可以在经前摄取姜、葱、辛香料等;在经后宜多吃小鱼以及多筋的肉类、猪牛肚等。或取鹌鹑蛋 3 只、益母草 40 g,加水共煮。蛋熟后去皮,放入药汤中再煮 10 分钟,吃蛋饮汤。每天 1 次,连用 7 天。

### 6. 功血(崩漏)病人的饮食调理有哪些?

功血为功能失调性子宫出血的简称,月经量时多时少,且无规律的周期,为许多女性造成困惑,不仅生活质量下降,而且容易诱发诸多并发症及妇科感染性疾病,平时可以进行饮食调理。

首先,要清淡饮食,宜多食富含维生素 C 的新鲜瓜果、蔬菜,如菠菜、油菜、甘蓝、西红柿、胡萝卜、香蕉、橘子、苹果、梨、山楂、鲜枣等。其次,要注意补充蛋白和富铁食物,如动物性蛋白质,如牛奶、鸡蛋、瘦肉、猪肝、肾脏、心脏、胃肠和海带、黄豆、菠菜、芹菜、紫菜、油菜、番茄、杏、枣、橘子等。

### 7. 功血(崩漏)病人的饮食禁忌有哪些?

功血病人应避免暴饮暴食,以免损伤脾胃;忌寒凉及食刺激性食品及调味品,如辣椒、胡椒、葱、蒜、姜、酒等。经期禁忌的食品有雪梨、香蕉、马蹄、石耳、石花、地耳等寒凉食品;羊肉、狗肉、雀肉偏温,热证者慎用。

### 8. 卵巢早衰如何进行饮食调理？

卵巢早衰是指卵巢功能衰竭所导致的 40 岁前即闭经的现象，并伴有不同程度的一系列低雌激素症状，如潮热多汗、面部潮红、性欲低下等。为女性造成很大的生理及心理的伤害，进行如下饮食调理可在一定程度上预防此病的发生。

平时要增加维生素 C、维生素 E 和钙质的摄入；多吃富含维生素 C 和维生素 E 的食物，如新鲜蔬果、干果类、瘦肉、蛋类、乳类等。少吃煎蛋及油煎、油炸的马铃薯和熏猪肉。增加富含叶酸的食物如：莴苣、菠菜、西红柿、胡萝卜、青菜、扁豆、豆荚、蘑菇，以及动物的肝脏、肾脏、禽肉及蛋类，如猪肝、鸡肉、牛肉、羊肉等。

### 9. 月经量少如何饮食调理？

多吃含有铁和滋补性的食物。补充足够的铁质，以免发生缺铁性贫血。多吃乌骨鸡、羊肉、鱼子、青虾、对虾、猪羊肾脏、黑豆、海参、胡桃仁等滋补性的食物。

## 二、 护理指导

### 1. 痛经病人经期如何预防？

经期要注意保暖；夏季避免在空调房间待的时间过长或房间温度过低。月经来临前进行适度的运动。注意经期卫生。

### 2. 月经量减少怎么办？

出现月经量减少的问题，很多时候是因为女性朋友不注意生活节奏、经常熬夜或者精神压力增大所导致的，所以女性朋友调整和保持良好的心态非常重要。如果月经量持续减少，甚至伴随月经周期延长，则应及早至医院就诊，以免发展为闭经。

### 3. 睡眠不规律会影响月经吗？

有道是："女子以血为本，以肝为先天"，养肝血对女人来说至关重要。肝血不足,月经量容易变少,皮肤容易粗糙、发暗、长斑、长痘痘。很多女性都想知道吃什么最养肝血,其实最养肝血的不是食物,而是睡眠。最迟也要在晚上 23:00 前入睡,充足的睡眠才能使肝血得到滋养,月经得以正常来潮。切不可太劳累。身体过度劳累,会影响身体器官的功能,同时影响新陈代谢。女性月经期间,最好保持休闲的生活状态,放松身心。

### 4. 青春期如何避免发生功血?

处于青春期的少女要学会自我节制,避免通宵达旦上网、娱乐,防止因生活无规律、过度劳累而致内分泌功能紊乱促使青春期功血的发生与发展。注意情绪调节,避免过度紧张和精神刺激。

### 5. 青春期功血如何调理?

青春期少女的情绪变化往往较一生中的其他时期为大,而情绪波动或精神刺激又是青春期功血的重要诱发要素之一。因此,在这一时期中父母们不仅要关注女孩的学习状况与膳食状况,还要重视女孩的情绪变化,与其多沟通,了解其内心世界的变化,帮助其释放不良情绪,以使其保持相对稳定的精神心理状态,避免情绪上的大起大落。注意随着天气变化加减衣服、被褥,避免过冷过热引起机体内分泌紊乱而致经期延长,出血量增多。

### 6. 围绝经期会引起骨质疏松吗? 如何预防?

从 40 岁左右起,女性骨质开始脱钙,每年钙丧失 1%,如不补钙,可导致骨质疏松。其后果是脊柱的压缩,身材变矮,脊柱后突和行走困难,严重时产生脊柱压缩性骨折,或上肢桡骨远端及下肢股骨骨折。女性骨折的发生率为男性的 6~10 倍。围绝经期由于激素水平的变化而加重骨质疏松。因此,女性可于 40 岁后服用含钙高的食物,也可以口服钙片。

### 7. 出现围绝经期症状是正常的吗?

围绝经期是指妇女绝经前后的一段时期(从 45 岁左右开始

至停经后 12 个月内的时期),包括从接近绝经出现与绝经有关的内分泌、生物学和临床特征起,至最后 1 次月经后 1 年。围绝经期也就是卵巢功能衰退的征兆。围绝经期是正常的生理变化时期。近年来,由于生活节奏快、工作压力大,许多女性进入围绝经期有提前趋势。如果这些症状能自然过渡,未影响生活、工作的可视为正常表现,否则需进行治疗。

**8. 围绝经期病人该如何进行调理?**

围绝经期应采取有规律的生活方式,注意劳逸结合,保证充足的睡眠,但不宜过多卧床休息。身体尚好时应主动从事力所能及的工作和家务,或参加一些有益的文体活动和社会活动,如练气功和打太极拳等,以丰富精神生活,增强身体素质以及保持和谐的性生活。保持精神愉快,稳定情绪。另外,亲属应在精神及生活上多给予些安慰和照顾,避免精神刺激和过分激动。这样常可使症状减轻,甚至不治而愈。

**9. 如何预防卵巢早衰?**

(1)保持心态端正:女性要保持情绪开朗,学会排解不良情绪。人的中枢神经系统与内分泌互相联系,互相影响,因此女性应学会把握良好的心态,学会排解不良情绪,以免降低机体的抗病能力,导致卵巢早衰的发生。

(2)注意营养均衡:预防卵巢早衰要注意营养平衡,除了蛋白质足量摄入外,脂肪及糖类应适量,同时特别注意维生素 E、维生素 D 及矿物质如铁、钙的补充,其中适当补充维生素 E 可以清除自由基,改善皮肤弹性,推迟性腺萎缩的进程,起到抗衰老的作用,并可调节免疫功能。

(3)运动锻炼:适当加强运动,有利于促进新陈代谢及血液循环,延缓器官衰老。保证充足的睡眠,晚餐不宜过饱,以及避免剧烈运动。维持和谐的性生活,通过增强对生活的信心,使精神愉快,缓解心理压力,并能提高人体免疫功能。

## 10. 卵巢早衰与人工流产有关吗?

反复多次人工流产,由于扰乱机体的内分泌功能,会造成看不见的体内损伤,内分泌激素水平急剧下降逐渐使卵巢失去功能,导致卵巢早衰。因此,无怀孕打算的女性应掌握和采取避孕措施,选择适合自己的避孕方法,避免意外怀孕。

## 11. 卵巢早衰有征兆吗? 自己如何判断?

临床上卵巢早衰往往是有先兆的,通常在发病前多数病人出现月经量减少、月经稀发、周期延长,甚至闭经。因此,生殖年龄的女性要重视月经周期的改变,一旦出现月经异常,需及早就医并积极治疗。

# 三、 运动指导

## 1. 哪些运动可以维护卵巢功能、延缓衰老?

(1)吸气,双手向上伸展,保持 5 秒;吐气,双手合十,放于胸前。平衡呼吸。向前弯腰,此动作有利于增强心脏和肺部的氧气,给头部充氧,让大脑得到休息,对于月经不调引起的腰腹胀痛也有缓解作用,同时也使卵巢处于上佳的休息状态。

(2)向前弯腰,双手抱住小腿,前松后紧。此动作有利于加强整个椎体的气血循环,预防因肾气虚弱所致的各种妇科疾病,可以消除紧张情绪。

(3)吐气扭转腰部:吐气,扭转腰部,保持 5 秒。左右各一次。此动作可以纠正因平时姿势不正而引起的腹部胀痛。

(4)吐气,身体均匀向下。脚跟和臀部接触。此动作可以加强整个全身气血循环,消除由于经期引起的水肿情况,按摩大小肠和子宫,消除便秘。

(5)吐气,尽量把腿部两侧肌肉和腰肌放松,保持 10 秒。吸气,保持正常的呼吸。此动作能够加强整个盆腔的气血循环,可避免盆腔局部长时间充血给卵巢带来的压迫。

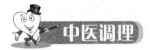

**1. 贫血病人应该如何中药调理?**

(1) 当归炖乌鸡:乌鸡肉 500 g,当归 60 g,黄芪 30 g,生姜 5 片。乌鸡肉切块,与当归、黄芪、生姜共炖汤。加盐及调味品,吃肉饮汤。

(2) 黑豆 60 g,鸡蛋 2 只,米酒 120 ml;先将豆、蛋加水用文火煎煮,煮熟去壳,再煮数分钟,冲入米酒服。

**2. "宫寒型"病人有哪些药膳治疗?**

(1) 山楂红枣汤:山楂 50 g,生姜 15 g,红枣 15 枚。加水煎服。每天 1 剂,分 2 次服。

(2) 生姜胡椒水:生姜 5~6 片、白胡椒籽 6~7 粒、红糖 2 勺。共煮水 10 分钟。经前喝 1~2 天。

(3) 黄酒溶化的阿胶膏饮用。

(4) 生艾叶 10 片,红花 5 g;放入杯中,冲入开水 300 ml,盖上杯盖,20~30 分钟后服下。月经前一天或经期服 2 剂。如经量少,有血块,改用生艾叶 5 g、红花 10 g。

**3. 月经量少吃益母草管用吗?**

月经量少,也称月经不调。这是一种常见的妇科疾病。月经量少的病人可以在医生的指导下使用益母草进行治疗,对淤血引起的月经量少病人是有效的。

**4. 月经错后如何进行中药调理?**

月经错后相当于西医学的月经稀发。月经后期如伴经量过少,常可发展为闭经。对于月经经常错后的女性可适当进行如下调埋。

（1）豆豉、生姜煮羊肉原料:羊肉 100 g、豆豉 500 g、生姜15 g、食盐适量。前三味加水煮至烂熟,加盐调味服用。于月经前 10 天开始,每天 1 剂,连用 3～5 剂。

（2）山楂红糖水:山楂 50 g、红糖 30 g。山楂水煎去渣,冲红糖温服。服法:月经前,每天两剂,连服 3～5 天。作用:温阳化瘀。

（3）当归 30 g,肉桂 6 g,甜酒 500 g。用甜酒浸泡前两味药一周以上,方可服用。服法:每天 1～2 次,每次 30～60 g。

**5. 月经量少如何进行药膳调理?**

有些女性月经周期、经期虽然正常,但是月经量明显减少,甚至每天只用一片卫生巾。有时会合并颜色异常,如颜色发暗或合并有血块。原因各异,或气血不足,或热瘀,或气滞血淤,可针对性地选用药膳治疗。

（1）黑木耳红枣茶:黑木耳 30 g,红枣 20 枚,黑木耳、红枣共煮汤服之。每天 1 次,连服。功能补中益气,养血止血。

（2）浓茶红糖饮:茶叶、红糖各适量。煮浓茶一碗,去渣,放入红糖溶化后饮。每天 1 次。功能清热、调经。

（3）茴香酒:小茴香、青皮各 15 g,黄酒 250 g,将小茴香、青皮洗净,入酒内浸泡 3 天,即可饮用。每次 15～30 g,每天 2 次,如不耐酒者,可以醋代之。功能疏肝理气。

（4）山楂红花酒:山楂 30 g,红花 15 g,白酒 250 g,将上药入酒中浸泡 1 周。每次 45～30 g,每天 2 次,视酒量大小,不醉为度。功能活血化瘀。

**6. 围绝经期有哪些药膳调理?**

（1）蜜饯百合膏:蜂蜜、百合熬成膏。

（2）猪蹄炖黄豆:猪蹄、黄豆炖服食。

（3）莲子百合粥:莲子、百合、粳米、炒枣仁各 30 g 同煮粥,每日早、晚各服 1 次。适用于绝经前后伴有心悸不寐、怔忡健忘、失眠多梦、肢体乏力、皮肤粗糙者。

（4）甘麦大枣粥：大麦、粳米各 50 g，大枣 10 枚，甘草 15 g。先煎甘草，去渣，后入粳米、大麦及大枣同煮为粥。每天 2 次，空腹食用。具有益气安神，宁心美肤功效。

（5）首乌大米粥：首乌 10～30 g（布包）、黑芝麻 30 g、红枣 10 枚、菟丝子 30 g（布包）、大米（或小米）100 g。用法：放砂锅内共煮粥。每天 1 剂，供早、晚餐服食。

（6）生地黄精粥：生地、制黄精、粳米各 30 g，先将 2 味水煎去渣取汁，用药汁煮粳米粥食之。每天 1 次。适用于头目昏眩、心烦易怒、经血量多、面色晦暗、手足心热等。

### 7. 功血（崩漏）病人如何进行药膳调理？

（1）辣椒根 25 g（或新鲜品，辛辣的较好），鸡脚 2～4 只。每天 1 剂，两次煎服。血止后继续服 5～10 剂，以巩固疗效。

（2）猪皮 500 g 加酱油适量红烧，当菜食用。

（3）醋（以山西陈醋为佳）100 ml，豆腐 150 g。将醋与豆腐同煮。饭前一次吃完，每天 1 次，连用 7～10 天。期间忌辛辣刺激性食物。

### 8. 卵巢早衰的药膳治疗有哪些？

（1）取制附片 6 克、猪腰 2 个，洗净切开去掉白膜，切碎共炖，食盐调味，饮汤食腰。每天 1 次，连用 10 天。

（2）苁蓉胡桃猪腰：取肉苁蓉 15 g（洗净切片）、胡桃仁 15 g、猪腰 2 个，刮猪腰，去掉白色肾盂，洗净装药，扎紧，煮熟食用。每天 1 次，连服半月。

（3）韭菜拌虾肉：取生大虾肉 250 g，先将虾肉用油炸熟，再炒韭菜 250 g，加盐适量，同虾肉拌吃。

（4）枸杞炖仔鸡：取枸杞 30 g，公鸡 500 g 以下 1 只，去毛及内脏洗净，50°以上白酒 50～150 g，加盐同炖，食肉饮汤。

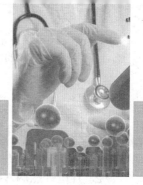

# 第九章
# 异 位 妊 娠

　　孕卵在子宫腔外着床及发育的异常妊娠过程,称为异位妊娠,俗称宫外孕。临床以输卵管妊娠最为常见。病因常由于输卵管管腔或周围的炎症,引起管腔通畅不佳,阻碍孕卵正常运行,使其在输卵管内停留、着床、发育,导致输卵管妊娠流产或破裂。在流产或破裂前往往无明显症状,可有停经、腹痛、少量阴道出血。破裂后表现为急性剧烈腹痛,反复发作,阴道出血,甚至休克。检查常有腹腔内出血体征,子宫旁有包块,超声检查可助诊。治疗以手术为主,纠正休克的同时开腹探查,切除病侧输卵管。若为保留生育功能,也可切开输卵管取出孕卵。由于手术涉及病人的生殖器官,病人常合并有无助、抑郁、自责、恐惧等不良情绪。良好的家庭支持对缓解病人焦虑、促进身心健康意义重大。

## 一、饮食指导

### 1. 异位妊娠病人饮食如何调理?

　　多吃含维生素的清淡饮食、避免辛辣刺激的食物及发物,可以吃些细软容易消化的食物,如米粥、面汤、鸡蛋羹、蔬菜、鲜果汁等,这样有利于营养物质的消化吸收。饮食上应清淡、易消化,选择高能量、高维生素饮食。日常饮食多吃一些碱性的食物,如各类新鲜的蔬菜、水果等,如香蕉、苹果、橘子、猕猴桃、白菜、海带、圆白菜等。多食增强免疫功能的食物,如蘑菇、木耳、银耳等。

### 2. 异位妊娠病人出院后饮食该注意什么?

异位妊娠的治疗上,如果是食疗的措施,建议病人要做到尽量避免食用易于使血糖迅速升高的食物,如各种糖果类、蜂蜜、巧克力、蜜饯、水果罐头、汽水、果汁、甜饮料、果酱、冰淇淋、甜饼干、蛋糕、甜面包及糖制糕点等。

另外,近期禁食烧烤、烧腊、火锅,以及一些易过敏、上火的食物。还要避免食用辛辣、油腻、肥肉类。板栗是偏酸性的食物,不建议过多食用。

## 二、护理指导

### 1. 异位妊娠药物保守治疗后的注意事项有哪些?

异位妊娠药物保守治疗后首先要注意阴道出血情况,如持续出现阴道出血时间超过 2 周,或出现腹痛等情况应尽快就诊。另外,需随访血人绒毛膜促性腺激素(HCG)至 3 次正常;异位妊娠血 HCG 正常后 1 个月卵巢会恢复排卵功能,随后月经来潮,因此有性生活者需采取避孕措施。可供选择多种避孕方式:工具避孕(避孕套),口服避孕药(建议口服短效避孕药,注意紧急避孕非避孕措施)。再次妊娠应选择血 HCG 正常后半年,保守治疗治愈后 3 个月做子宫输卵管碘油造影,了解输卵管是否通畅。当异位妊娠保守治疗后再次妊娠需及时检查,密切监测早期妊娠情况。另外注意个人卫生,房事有节,减少生殖器上行性感染。

### 2. 异位妊娠术后的注意事项有哪些?

嘱病人术后注意休息,避免过度劳累影响预后;加强病人的健康教育,告知其异位妊娠的危险性,嘱其采取必要的避孕措施;改变不良生活习惯,戒烟戒酒,避免熬夜,使身体尽快恢复到正常状态;避免穿紧身服装,注意个人卫生,避免感染情况的发生;术后 1 年内应尽量避免怀孕,再次妊娠后应及时就医,遵医嘱定期做好产前检查,以防意外情况的发生。

### 3. 异位妊娠术后如何进行心理指导?

在病人入院后医护人员应该向其详细介绍住院环境,同时向病人讲解异位妊娠发生的原因及治疗方法,让其对疾病知识有更多的了解,使其消除陌生感与紧张感。

异位妊娠病人由于对手术效果不了解,往往担心术后会影响到自己的生育功能及生活质量,因此会对手术产生恐惧感,有些病人甚至不能积极配合治疗。为了缓解病人的不良心理情绪,医护人员应做好与病人的沟通工作,交流时注意语言亲切自然,拉近与病人之间的关系,使病人产生信任感,告知其现在医疗技术的发达现状,异位妊娠的手术治疗,不会对其以后的生育及生活造成不良影响,同时可以请一些术后恢复良好的病人进行现身说法,增强其对疾病治愈的信心,让其放松心情,以积极的心态接受治疗。

### 4. 异位妊娠术后配偶应给予哪些心理支持?

丈夫对病人的理解和支持是一种最大的安慰。为确保治疗效果,避免术后复发,病人术后要禁性生活 1 个月,未生育者同时采取避孕措施半年以上。由于丈夫自身的不良情绪也会影响病人,此时要主动关心病人,从亲情的角度去帮助病人,从生理上、心理上多关怀病人,减轻病人的思想压力。在术后恢复性生活初期,丈夫应该多理解病人,与病人充分交流,同房时动作轻柔。

### 5. 宫外孕必须做手术吗?

资料显示,90%的宫外孕都发生在输卵管妊娠,一般的治疗是切除一侧输卵管。目前比较先进的方法是采取宫内宫外移植术将发育正常的胚胎移植到宫腔继续妊娠。另外,还有单孔腹腔镜手术,采取阴道后穹窿治疗,避免腹部留下瘢痕。当然,符合指征者,也可选择保守治疗。

### 6. 如何降低再发宫外孕的可能?

为了降低再次发生宫外孕,一定要做好宫外孕后的保健。包括出院后 1 个月或月经干净后来医院检查及复测 B 超;如果再次妊娠,最好在怀孕 50 天后做一次 B 超检查,根据胚囊及胎儿心血管搏动所处位置,可以判定是否宫内妊娠,以早期消除忧虑。一旦确诊注意饮食和营养,保证蛋白质的摄入;劳逸结合,勿做重体力劳动,尽量减少腹压,便秘者可用轻泻剂,预防包块破裂。早孕时期一旦出现不规则的阴道出血,应及早就医,争取在尚未发生腹部剧痛即在输卵管未破裂前作出诊断。

### 7. 宫外孕后如何知道输卵管是否通畅?

输卵管堵塞重要的是对症治疗,可通过子宫输卵管碘油造影检查来了解输卵管的通畅性,确诊病变位置和程度,然后依据每个病人的具体病情来确定具体的方案。近端输卵管堵塞可以采用导丝技术治疗,远端输卵管堵塞可以采取伞端造口术。

## 三、 运动指导

### 宫外孕能剧烈运动吗?

宫外孕病人多数是需要手术的,有少数病人保守治疗出院后需密切随访,因此不能剧烈运动,否则有可能造成输卵管破裂大出血,危及生命。

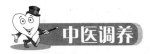

### 1. 中医如何认识异位妊娠？

中医古籍文献中没有异位妊娠的病名记载，但按其临床表现，散见于"妊娠腹痛""停经腹痛""少腹瘀血""经漏""妊娠下血""崩漏"及"癥瘕"等病名之中。如汉代张仲景在其《金匮要略·妇人妊娠病脉证并治第二十》中所谈到的"妇人有漏下者，有半产后因续血都不绝者，有妊娠下血者，假令妊娠腹中痛，为胞阻"；宋代的《圣济总录·妇人血积气痛》中用没药丸"治妇人血气血积，坚僻血瘀，发竭攻刺疼痛，呕逆噎塞，迷闷及血盅胀满，经水不行"；明代《普济方》"月水不行，腹为癥块"中用桂枝桃仁汤"治气郁乘血，经候顿然不行，脐腹酸痛，上攻心肋欲死。"这与输卵管妊娠破裂或流产时，多数病人出现的闭经，突发下腹剧痛、晕厥，或伴恶心呕吐，以及腹腔内出血等症状和体征有相似之处。中华人民共和国成立后，中西医工作者在异位妊娠诊治领域做出了巨大的贡献，从《中国医学百科全书·中医妇科学》始，中医已通用"异位妊娠"或"宫外孕"的病名。

### 2. 宫外孕能进行中药调理吗？

宫外孕病人保守治疗者可以进行中医辅助治疗，具体要根据医生辨证实治，可配合选用膈下逐瘀汤、宫外孕Ⅱ号方、生化汤等。

### 3. 异位妊娠病人如何做好中医情志护理？

异位妊娠会使病人产生恐惧心理及焦虑不安情绪，护理人员应积极疏导病人，使病人的不良情绪得到宣泄。临床上应用中医情志疗法，以情胜情。通过引导，让病人诉说对疾病的想法、感受及对以后生活或生育的担忧，使病人理顺自己的情绪，指导病人改变生活态度及不良生活习惯，介绍治疗成功病例，让病人对治疗有信心。同时，嘱病人家属多关心理解、同情和支持病人，协同医护

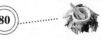 

人员做好病人心理护理工作,使病人得到家庭温暖。

**4. 异位妊娠病人术后如何做好中医饮食辨证施护?**

术后病人正常饮食后,要根据其体质进行辨证施护。

血淤者,指导病人多食桃仁、山慈菇、黑大豆及山楂粥等活血祛瘀的食物,多食醋。每天按压双侧三阴交、膈俞、合谷、太冲等穴,每次2~3穴,交替进行。

气虚者,指导病人食用补气养气的食物,如粳米、小米、山药、马铃薯、大枣、胡萝卜及香菇等。每天艾条悬灸百会、气海、关元等穴,每次2~3个穴位,交替进行。

湿热者,指导病人食用清热祛湿健脾的食物,如白萝卜、紫菜、海蜇、白果、大枣及扁豆等,少食肥甘厚味、酒类,不宜过饱。每天按压双侧足三里、天枢、脾俞等穴,每次2~3个穴位,交替进行。

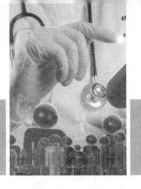

# 第十章
# 盆 腔 炎

　　盆腔炎即盆腔炎症,是指女性盆腔生殖器官、子宫周围的结缔组织及盆腔腹膜的炎症。慢性盆腔炎症往往是急性期治疗不彻底迁延而来,其发病时间长,病情较顽固。细菌逆行感染,通过子宫、输卵管而到达盆腔。但在现实生活中,并不是所有的妇女都会患上盆腔炎,发病只是少数。这是因为女性生殖系统有自然的防御功能,在正常情况下,能抵御细菌的入侵,只有当机体的抵抗力下降,或由于其他原因使女性的自然防御功能遭到破坏时,才会导致盆腔炎的发生。

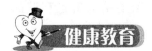 健康教育

## 一、饮食指导

### 1. 盆腔炎病人饮食需要注意哪些方面?

　　盆腔炎性疾病病人在饮食方面主要需要避免摄入辛辣刺激食物,禁烟、禁酒,禁食海鲜类、油腻的食物。饮食宜以易消化而富有营养的食物为主,如瘦肉、鸡蛋及各种新鲜蔬菜,可多食健脾利湿

之品,如淮山药、白果、莲子、芡实、薏米等。急性盆腔炎发热期宜多饮水,喝西瓜汁或绿豆汤、鲜果汁;气滞血淤者可用益母草、红糖煎水服;忌辛辣、煎炸、燥热、刺激之品,炎症期间忌食鱼、虾、蟹等海腥食物。

**2. 盆腔炎可以吃鸡蛋吗?**

盆腔炎是指盆腔感染性疾病,炎症通常可以一个部位发病,也可以几个部位同时发病。由于该病比较常见,因此在饮食上是大多数病人所关心的话题。盆腔炎病人可以吃鸡蛋,尽量避免辛辣和刺激性的食品即可。

**3. 盆腔炎能喝茶吗? 喝哪些茶有利于疾病康复?**

喝茶对治疗盆腔炎是有益的,可以通过喝茶的方法辅助治疗盆腔炎。一般来讲盆腔炎热毒重的时候,可以适当喝一点败酱紫草茶,有利于帮助清热毒。当盆腔炎呈慢性阶段时,可以适当喝一点益母草茶,有利于清除淤血。其他的山楂茶等也可以适当选择应用。

(1)野菊地丁茶:野菊花、紫花地丁各 60 g。捣烂绞汁,分 2 次服。具有清热解毒的功效。

(2)败酱紫草茶:败酱草 45 g,紫草根 15 g。将 2 味洗净一起放入锅中,加水先泡 10 分钟左右,再大火煮沸,小火慢煎,加红糖服用。每天 2 次,连服 1 周为 1 个疗程,具有清热解毒利湿的功效。

# 二、运动指导

**1. 久坐会引起盆腔炎吗?**

盆腔炎是女性比较常见的妇科炎症,可按其发病过程、表现分为急性盆腔炎、慢性盆腔炎。女性久坐不起缺少锻炼,容易引起血液循环的速度减慢,盆腔静脉回流受到阻碍。若是女性长期久坐不起的话,极有可能诱发盆腔炎等妇科炎症的发生,出现卜腹疼痛、食欲不振、发热等症状。

**2. 防止慢性盆腔炎复发如何锻炼?**

(1) 左、右压膝:取床上坐位,并腿屈膝,两手按于膝上,左手向外压膝,还原后,右手重复上述动作(图 10 - 1)。

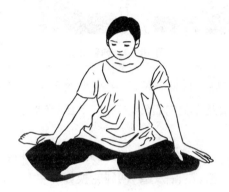

图 10 - 1 左、右压膝

(2) 仰卧蹬腿:取仰卧位,左腿上提,屈膝成 90°,左足上蹬,两腿夹角成 60°左右,后缓慢还原,右腿重复上述动作(图 10 - 2)。

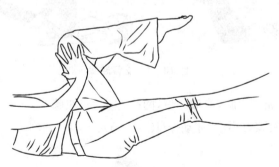

图 10 - 2 仰卧蹬腿

(3) 伸臂转体:取床上坐位,两腿伸直,两足分开与肩同宽,两手平放于臀旁,上体左转,左手由后向前摆,左手触足尖,眼跟手转,还原后,右手重复上述动作(图 10 - 3)。

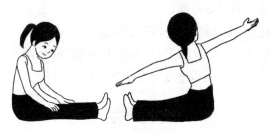

图 10 - 3　伸臂转体

(4)屈膝转腰:取仰卧位,两手交叉枕于头下,左腿屈膝,左足置于右膝旁,腰及左腿向右转,左膝向下压,还原后,右腿重复上述动作。

(5)交替屈膝:取仰卧位,两腿并拢上抬,两膝微屈,左腿伸直,右腿屈膝上抬,左、右交替,两腿轮换如踩单车样,两腿离床,动作缓慢(图 10 - 4)。

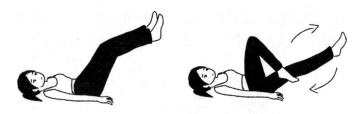

图 10 - 4　交替屈膝

(6)屈膝松腿:取仰卧位,两腿伸直,屈左膝 80°~90°后,缓慢还原,屈右膝,重复上述动作(图 10 - 5)。

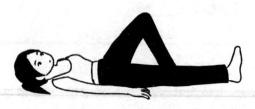

图 10 - 5　屈膝松腿

（7）伸臂拍足：取仰卧位，两臂上举置于头顶，左腿抬高，右手拍左脚背，缓慢还原后，右脚及左手重复上述动作（图 10 - 6）。

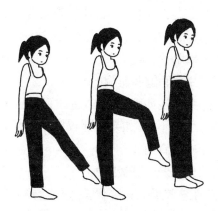

**图 10 - 6 伸臂拍足**

### 3. 盆腔炎病人如何进行按摩治疗？

（1）自然站立，呼吸自然，全身放松，然后双手扶着下腹部两侧向耻骨处按摩。每天做 10 次左右。

（2）其次，也可按摩脐腹，前期动作与上述方式相同，只是按摩的时候的着力点是双掌心向内相叠放置脐腹部，然后按顺时针方向轻柔脐腹部，每次轻柔一圈，每天 16 次。

（3）双手交替拍打下腹部，力道以舒服为度，交替拍打为一次，每天 16 次即可。

## 三、护理指导

### 1. 盆腔炎治疗好后多久可以有性生活？

盆腔炎在严格遵照医嘱治疗达到疗程结束，症状、体征及病原体检验为阴性后，可进行性生活。

## 2. 盆腔炎影响月经吗？

盆腔炎实质是女性盆腔生殖器官及其周围结缔组织盆腔腹膜发生炎症的现象，其包括子宫炎、输卵管卵巢炎、盆腔结缔组织炎及盆腔腹膜炎等，子宫内膜炎会引起月经失调，卵巢表面炎症也会引起内分泌失调造成月经紊乱。

## 3. 盆腔炎对生育有哪些影响？

患盆腔炎后，如果输卵管也受累，造成管腔粘连，完全阻塞，可影响日后的妊娠，引起不孕；如果炎症仅限于盆腔结缔组织，输卵管未受累，则不影响生育功能。

## 4. 盆腔炎会引起急性肠炎吗？

急性或亚急性盆腔炎病人要保持大便通畅，并观察大便的性状。若见大便带脓或有里急后重感，应立即到医院就诊，以防盆腔脓肿溃破肠壁，造成急性肠炎。

## 5. 盆腔炎病人经期应注意什么？

经期应避免性生活，月经期忌房事，以免感染。卫生垫需保持清洁卫生，最好用消毒卫生纸、巾。还要注意保暖，保持身体的干燥，出汗后及时更换衣裤，避免吹空调或直吹对流风。

## 6. 盆腔炎炎症控制是否与白带有关？

临床上通过观察白带的量、质、色、味，用于判断盆腔感染的程度。白带量多、色黄质稠、有臭秽味者说明病情较重，如白带由黄转白（或浅黄），量由多变少，味趋于正常（微酸味）说明病情有所好转。

## 7. 盆腔炎病人如何注意卫生？

盆腔炎病人应每晚用清水清洗外阴，做到专人专盆，切不可用手掏洗阴道内，也不可用热水、肥皂等洗外阴。盆腔炎时白带多，质黏稠，需勤换内裤，避免穿紧身、化纤面料的内裤。并禁止性生活、游泳、盆浴、洗桑拿浴，月经期要勤换卫生巾。

## 8. 盆腔炎病人如何注意休息？

一旦被诊断为急性或亚急性盆腔炎时，一定要遵医嘱积极配合治疗。病人可采用卧床休息或取半卧位,以利炎症局限化和分泌物的排出。慢性盆腔炎病人也不要过度劳累,要做到劳逸结合,节制房事,以避免症状加重。

### 9. 盆腔炎病人如何进行个人护理?

盆腔感染主要是因为自身的免疫力下降,细菌乘虚而入。治疗期间的个人护理非常重要:①注意个人卫生与性生活卫生,严禁经期房事,防止人工流产及分娩后感染;②急性盆腔炎治疗务必彻底,以免转为慢性盆腔炎;③注意劳逸适度,加强体育锻炼增强体质,以防感染复发;④进食清淡饮食,多饮水,忌辛辣、生冷、油腻食物。

### 10. 盆腔炎病人能怀孕吗?

盆腔炎病人伴有卵巢功能损害时可有月经失调、输卵管粘连阻塞,因而导致不孕。如果炎症仅限于盆腔结缔组织,输卵管并未累及,则不影响生育功能,仍然可以怀孕。

### 11. 盆腔积液怎么办?

当病人查出盆腔积液时会紧张不安,害怕患了什么严重的疾病。有的病人只要查出盆腔积液就应用抗生素治疗。盆腔积液的位置多发生在子宫直肠陷窝等盆腔内位置较低处。可分为生理性盆腔积液和病理性盆腔积液两种。生理性盆腔积液为正常状态;病理性盆腔积液应及时到医院就诊,以免延误治疗。

### 12. 盆腔炎病人出院后有哪些注意事项?

盆腔炎病人出院后需妇科门诊定期随访,并遵医嘱酌情进一步治疗。急性盆腔炎者应积极治疗,否则容易转换为慢性盆腔炎,其病程较长,需解除病人思想顾虑,树立战胜疾病的信心,积极配合治疗,保持心情舒畅;注意劳逸结合,保证睡眠时间,根据身体情况选择合适的锻炼项目,增强体质。另外,需注意经期、产后、流产后的卫生保健,经期勤换经垫及内裤,并用温水清洗外阴,每天2次,经期及月经未净禁性生活、盆浴及游泳,以防感染。另设专用盆、毛巾、袜子、内裤要分开洗，毛巾、内裤用开水烫，并在阳光下暴晒6小时，养成良好的卫生习惯；注意性生活的清洁卫生，并保持大便通畅，多吃新鲜蔬菜或粗纤维食物、水果等，均衡饮食营养。

### 13. 如何才能及早发现盆腔炎的复发?

盆腔炎发病时常有下腹痛，伴发热，月经期发病可出现经量增多、经期延长，非月经期发病可有白带增多，病情严重时伴有恶心、呕吐、腹胀、腹泻、尿频、尿痛、便秘等，这便是急性盆腔炎发作的临床表现。如果常有经量增多、下腹部坠胀、疼痛及腰骶部酸痛、腹部有轻度压痛，常在劳累、性生活后及月经前后加剧伴有低热、易感疲倦、精神不振、周身不适、失眠等，便是慢性盆腔炎的表现。很多女性抱怨盆腔炎反复发作，严重影响生活质量，因此急性盆腔炎治愈后，在日常生活中也要注意减少盆腔炎发作的频率。首先要注意性生活卫生，减少性传播疾病。及时治疗下生殖道感染，防止后遗症的发生。

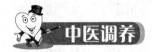

### 1. 盆腔炎可用哪些中成药辅助治疗?

中成药治疗盆腔炎症有其独特的优势，不但可以抗感染消炎，还有活血化瘀的功效，可有效改善盆腔组织的血液循环和病人的身体状态。一般口服花红片，2～3个疗程可获得良好效果。其他中成药可选：妇科千金胶囊、金鸡化瘀颗粒、丹黄祛瘀胶囊、金刚藤糖浆、妇康口服液、大黄蟅虫丸、小金丹等。

### 2. 慢性盆腔炎是否可自行灌肠治疗?

急性盆腔炎经住院治疗后，虽然炎症得到了控制，但对于有些病人已经形成了盆腔包块，在进行中药治疗的同时可适当在家自行进行中药灌肠治疗，有助于疾病的康复。

（1）直肠给药：可采用鱼腥草注射液保留灌肠。

（2）大黄 10 g、银花 12 g、败酱草 30 g、贯众 10 g、薄荷 6 g、红藤 20 g 煎水坐盆或外洗阴部。

（3）柴胡 12 g、川楝子 10 g、地丁 15 g、延胡 10 g、蒲公英 15 g、败酱草 15 g、连翘 10 g、苡仁 30 g、桃仁 10 g、红花 6 g，上述药物加水 1 000 ml 煎至 100 ml，降温至 35～39℃ 之间，用灌肠器每晚睡前灌肠 1 次（月经期停用）。

**3. 食盐是否可以治疗盆腔炎?**

慢性盆腔炎可以采用食盐 1 000 g 慢火炒热后，装到棉布布袋内，热敷小腹。坚持 1 个月能有很好的疗效，长期坚持疗效更好。具体方法：粗食盐 1 000 g，炒热用布包起，于睡前敷小腹部，每天 1次（月经期停用）。

**4. 慢性盆腔炎如何选用药膳治疗?**

慢性盆腔炎多为急性期控制后，逐渐转为慢性，或为盆腔包块，或有组织粘连，在一定的诱因下可以再次发作，因此，病人急性盆腔炎控制后可于家中自行选用药膳长期服用，以下介绍几款常用的药膳供参考。

（1）土茯苓 50 g、石菖蒲 12 g、猪瘦肉 100 g、芡实 30 g、金樱子 15 g。清水适量，慢火煲汤，加食盐调味，饮汤食肉。

（2）桂圆粥：桂圆 60 g，粳米 100 g，红糖少许，黄芪切成薄片放入锅内，加清水适量，用中火煮沸后，去渣取药汁，粳米洗净后放锅内，加药汁，清水适量，用武火烧沸后转用文火煮至米烂成粥，每天 2 次，早、晚各 1 次。

（3）双皮汤：冬瓜皮 30 g，葫芦壳 50 g，红枣 5 枚，把上述材料加水 400 ml 煎至 150 ml，去渣留汁，每天服用 1 剂。

（4）败酱草 20 g，黑木耳 10 g，桃仁 10 g，水煎服，每天 1 剂，连服数天。

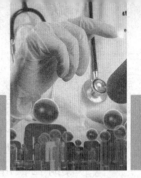

# 第十一章
## 多囊卵巢综合征

多囊卵巢综合征是生育年龄妇女常见的一种疾病，占生育年龄妇女的 5％～10％。本病是以内分泌及代谢异常，主要表现为月经周期不规律（甚至闭经）、不孕、多毛和痤疮，从而影响女性生活质量的常见病，更是肥胖女性中的常见病。一旦明确诊断后，需积极治疗。本病的特点就是增大的多囊性卵巢（图 11-1），还有长期不排卵，不同程度的高雄激素水平和多毛，可能与今后发生不育、子宫内膜癌、糖尿病、高血压、高脂血症、冠心病有关。

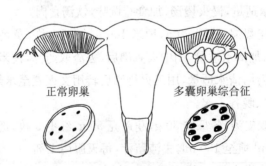

正常卵巢　　　　　　多囊卵巢综合征

**图 11-1　正常卵巢与多囊卵巢综合征**

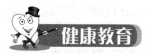

# 一、饮食指导

**1. 多囊卵巢综合征病人能喝豆浆、吃蜂蜜吗?**

多囊卵巢综合征病人的饮食结构是治疗的重要环节之一,主要由以下几个方面:①胰岛素与本病的关系,高胰岛素水平对身体会造成严重的破坏,饮食需摄入低血糖生成指数的食物。②豆浆中含有一种特殊的植物雌激素"黄豆苷原",这种物质可调节女性内分泌,每天坚持喝豆浆的女性,可明显改善心态和身体素质。③建议最好不要喝蜂蜜,要加强锻炼,限制高糖、高脂饮食以减轻体重,因脂肪堆积过多会加剧高胰岛素和高雄激素的程度。

**2. 多囊卵巢综合征病人能吃糖吗?**

多囊卵巢综合征本身就有胰岛素抵抗,糖耐受差。再吃糖耐受性更差,体重增加发胖,导致各项激素水平更加紊乱。因此要尽量吃含糖少的食物。

**3. 适合多囊卵巢综合征病人食用的食物有哪些?**

饮食宜清淡,并纠正偏食及不正常的饮食习惯。适宜食物有:山药、白菜、油菜、菠菜、香菇、瘦肉、鸡蛋、大枣、花生等。注意多选择一些低血糖指数的食物。为避免控制饮食造成吸收不足,应视情况每天补充 500～1 500 mg 钙片和一颗含 400 μg 叶酸的复合维生素,每天水分充足并多喝牛奶。

**4. 多囊卵巢综合征的禁忌食物有哪些?**

禁忌食品:狗肉、辣椒、生葱、蟹、带鱼、鹅肉、生蒜、桂圆、橘子、白酒等。为避免血脂异常,少吃含饱和脂肪酸与氢化脂肪酸食品,如肥肉、猪牛绞肉、各种家禽及家畜皮、油炸食物、人工奶油、全脂

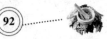
奶、中西式糕饼;另外要控制食盐的摄入。要注意过咸类不吃(包括腌制类)、烧烤类不吃、辛辣刺激类不吃(包括辣椒、酒类、虾、蟹等)、被污染的不吃(包括腐烂变质的,剩饭、剩菜等),而肾功能不全或发生尿毒症者还应注意豆类及其制品不吃、限制动物类高蛋白食品、油腻类食品等。

**5. 多囊卵巢综合征病人如何加强营养?**

简单地说就是多吃蔬菜、水果、粗粮、植物油(橄榄油最佳)、鱼类,辅以少量蛋类、肉类、坚果等。少食肥甘厚味,酒类也不宜多饮,切勿过饱。尤其是一些具有健脾利湿、化痰祛痰的食物,更应多食之,如白萝卜、荸荠、枇杷、白果、大枣、海蜇、洋葱、扁豆、薏苡仁、紫菜、红小豆、蚕豆、包菜等。饮食要加强营养,避免过多食用刺激性的食物。

# 二、运动指导

**1. 为何多囊卵巢综合征需要运动?**

约有50%以上的多囊卵巢综合征病人体内存在胰岛素抵抗的状态,多运动有利于提高机体对胰岛素的敏感性,是多囊卵巢综合征治疗中的一个辅助方法。生活方式改变包括运动和饮食调节,通俗的说法是"迈开腿、管住嘴"。

**2. 多囊卵巢综合征如何运动?**

多囊卵巢综合征病人的运动要遵守 FITT 原则。FITT 是频度(frequency)、强度(intensity)、时间(time)和类型(type)这 4 个英文单词的缩写,它是从事体育锻炼,增加健康所必须采用的基本监控原则。要想在安全的锻炼过程中取得良好的锻炼结果,就必须在体育锻炼中科学地控制锻炼的频度、运动的强度、持续运动的时间,并选择恰当的体育锻炼类型。具体原则:F:每周 3～5 次;I:运动强度由低到高,重在坚持,T:30～60 分钟/次,逐渐延长,T:

选择方便、易行的运动,如慢跑、快走、骑车、游泳等。如果能每天通过运动多消耗 500~1 000 千卡能量,坚持 6~12 个月,可降低体重 7%~10%。

### 3. 运动对于多囊卵巢综合征病人有哪些好处?

运动的主要益处是降低体重、改善糖代谢、减轻胰岛素抵抗;间接益处是降低雄激素水平和作用,改善内分泌,恢复生育力。降低体重 5%~10% 可以使 80% 以上的病人恢复排卵及正常的月经周期和受孕,月经趋于规律,有排卵的月经可使子宫内膜癌的风险下降;另外降低雄激素水平,改善高雄激素导致的痤疮和多毛;降低胰岛素水平,减少糖尿病风险和心血管病的风险。

## 三、护理指导

### 1. 多囊卵巢综合征病人何时进行性激素检查最合适?

性激素检查一般建议在月经来潮 2~4 天进行,大多数病人没有规律的月经周期,内分泌激素缺乏周期性变化,因此无需等待月经来潮而直接抽血检查,也可以使用黄体酮治疗让月经来潮后再进行检查。

### 2. 多囊卵巢综合征病人和多囊卵巢是一回事儿吗?

多囊卵巢指的是 B 超检查发现双侧或单侧卵巢上小卵泡≥12 个,是一种影像学的表现;多囊卵巢综合征是一种内分泌紊乱性的疾病。除了有上述 B 超检查的表现外,还有排卵异常、月经紊乱、体内雄激素水平过高和体重过重、血糖代谢异常等。

### 3. 多囊卵巢综合征能治愈吗?

多囊卵巢综合征主要表现为月经稀发、不排卵而影响怀孕。所以治疗的主要目的是在促排卵,帮助怀孕,减少并发症的发生。一般不能通过医学手段治愈多囊卵巢综合征,但是一部分多囊卵巢综合征的病人会出现自然痊愈的情况。临床发现,随着年龄的增长,一些年轻时月经不规律的多囊卵巢病人随着时间的推移月经逐渐规律了,而肥胖多毛等高雄激素的表现也逐渐恢复正常。研究发现,通过改变生活习惯、控制体重、增加运动可以增加多囊卵巢综合征的自愈机会。

**4. 多囊卵巢综合征病人生活中的注意事项有哪些?**

多囊卵巢综合征患者不宜居住在潮湿的环境里;在阴雨季节,要注意湿邪的侵袭。在饮食方面,合理的饮食习惯是辅助治疗的关键。患者的饮食宜清淡,避免辛辣刺激的饮食,同时避免甜食、绿豆、螃蟹、柿子等食物的摄入。缓解精神压力,放松心情,建立治病信心,耐心治疗。年轻女性患有本病者而未经治疗,到中、老年时患 2 型糖尿病的概率有可能增加。另外,要提高身体抵抗力。痰湿体质的多囊卵巢综合征病人,多数形体肥胖,身重易倦,故应长期坚持体育锻炼,让疏松的皮肉逐渐转变成结实、致密。

**5. 多囊卵巢综合征病人需要减肥吗?**

合理的饮食、适量运动是多囊卵巢综合征病人最安全、最廉价的治疗手段。

有 50%~70%的多囊卵巢综合征合并肥胖。通常采用体质指数(BMI)进行肥胖的分级。BMI＝体重(kg)/身高(m)$^2$。我国人群 BMI 在 18.5~22.9 为正常,≥23 为超重,≥25 为肥胖症。如体重 68 kg,身高 1.6 m,BMI 为 26.6,即为肥胖症。生活方式干预,即饮食控制和运动治疗,这是首选治疗方式。尤其是合并肥胖者,减肥是一切治疗的基础。多囊卵巢综合征病人的体重减轻5%~10%,可使排卵率增加;提高胰岛素敏感性、改善高胰岛素血症,减少远期并发症的发生。

**6. 多囊卵巢综合征病人需要补充叶酸吗?**

一般是怀孕前 3 个月开始补充叶酸,该病病人是无需补充的,因本身激素紊乱,缺乏的维生素太多,单一的补充会导致月经推迟或闭经。

### 7. 患有多囊卵巢综合征是否意味着不能怀孕了?

有些人认为患了此病就不会再怀孕了,这是个错误的观念,多囊卵巢综合征可以经过中西医治疗,建立有排卵的正常月经周期,恢复生育能力。经过积极的治疗,一旦建立了正常的月经周期,卵巢功能正常就能受孕,同时也避免了卵巢产生过多的雄激素,从而建立良性循环。

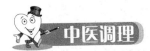

### 1. 多囊卵巢综合征有哪些中成药可以服用?

多囊卵巢综合征可以服用中药育宫培麟丸,此方是在中医古籍经方四物汤与左归丸的基础上加减而成,具有益气补血、补肾健脾、疏肝解郁、活血化瘀、化痰通络的功效,能够从根本上改善多囊卵巢的症状,恢复体内激素水平的平衡,从整体上治疗多囊卵巢综合征。另外,也可先用消瘀丸治疗,除了类雌激素样作用对卵巢的直接调节作用外,尚可通过调节下丘脑-垂体功能而促卵巢排卵。

### 2. 多囊卵巢综合征有哪些药膳疗法?

(1)归参党参炖母鸡:母鸡 1 只(约 500 g)活宰,取鸡肉,切块,与当归身 15 g、党参 30 g、生姜 10 g 同入炖盅,加沸水适量、烧酒少许,炖盅加盖,隔水文火炖 3～4 小时,调味。食鸡饮汤。

(2)乌骨鸡鸡血藤汤:乌骨鸡 250 g 宰后去毛、肠杂,斩件,放滚水中煮 5 分钟,取出过冷,与鸡血藤 30 g(斩碎)、生姜 10 g,红枣 4 个(去核)同入锅,加清水适量,武火煮沸后改文火煲 2 小时,调味食用。

### 3. 有哪些促排卵食谱?

多囊卵巢综合征病人由于内分泌失调抑制排卵导致不孕,可配合以下几款药膳,有助于改善内分泌水平,从而恢复排卵。

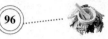 

（1）莲子猪肚：主料：莲子、猪肚各适量。制法：将猪肚洗净，纳入莲子，两端扎紧，置锅中炖料，加入食盐适量及味精即可食用。功效：健脾补虚益气，主治：适用于脾虚之排卵功能障碍性不孕症。

（2）枸杞羊肾粥：主料：枸杞 500 g，羊肾 1 对，羊肉 250 g，粳米 250 g，葱白 5 g。制法：将羊肉、羊肾洗净，剁成末，枸杞洗净，全部放入砂锅内煮粥，待肉熟米烂时即成。服法：食肉喝粥。每天 2 次，早、晚空腹温服。功效：温补肾阳，和中健脾。主治：适用于肾阳虚的排卵功能障碍性不孕症。

（3）雄鸡汤：主料：大雄鸡 1 只，黄芪 15 g，当归 15 g，小茴香 10 g。女贞子 15 g，红花 10 g，葱白 15 g。制法：杀鸡去杂，心肾留用。用纱布包诸药，放入鸡腹内，置砂锅中，加水 3 000 ml 炖熟。服法：于月经后第 1 天始服，3～4 天服完，每月 1 次。

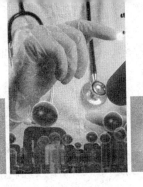

# 第十二章
# 妇科术后

目前,妇科手术的 60% 是在内镜下完成的,如输卵管妊娠、输卵管系膜囊肿、输卵管因素的不孕症、卵巢良性肿瘤、多囊卵巢综合征、子宫肌瘤、子宫内膜异位症、输卵管卵巢囊肿或盆腔脓肿、早期子宫内膜癌和早期宫颈癌、生殖道畸形、盆底功能障碍与妇科泌尿系统疾病等。无论是开腹手术还是内镜手术,为避免术后并发症的发生以及促进病人更好康复,术后均需要进行正确的宣教、指导。

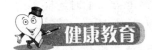 健康教育

## 一、饮食指导

1. 妇科手术后如何进行饮食调理?

妇科手术排气后可进食流质,逐步过渡到半流质、软饭、普食。在排气前禁摄入甜食、牛奶和生冷瓜果。肠道功能恢复后宜少食多餐,多食富含营养和蛋白质食物,以补充身体所需。

2. 卵巢囊肿病人术后如何进行饮食调理?

卵巢囊肿病人术后多吃具有抗卵巢肿瘤作用的食物,例如,海

马、鳖、龙珠茶、山楂,以及香菇、冬菇等菇类;甲鱼、海带、紫菜、牡蛎等海产品,可凉血活血、软坚散结,促进囊肿的吸收;富含纤维素、微量元素及维生素类食品,如白菜、芦笋、芹菜、菠菜、黄瓜、冬瓜、水果等,增强抗病能力;瘦肉、鸡肉、鸡蛋、鹌鹑蛋、豆腐等高蛋白、低脂肪、低胆固醇食物,坚持低脂肪饮食又保证足够的营养。

　　卵巢囊肿病人应纠正偏食及不正常的饮食习惯,不吸烟、不酗酒、不暴饮暴食;禁用食品:桂圆、紫河车、红枣、阿胶、蜂王浆(注:蜂蜜味甘、性平和,不温不燥,不属此列)等热性、凝血性和含激素成分的食品;忌用辣椒、花椒、生葱、生蒜、酒类等刺激性食物和含糖较高的饮料;不食狗肉、鹅肉、羊肉、虾、蟹、鳗鱼、咸鱼、黑鱼等发物;不吃烟熏、霉变、油炸、腌制等容易致癌的食物。

### 3. 卵巢肿瘤病人术后如何进行饮食调理?

　　卵巢肿瘤病人的饮食宜清淡,要多吃新鲜水果、蔬菜以增强免疫力,如油菜、菠菜、小白菜、番茄、洋葱、山楂、鲜枣、猕猴桃、芦笋、海带等。如恶心严重,可以进食菜汁,也可以吃些清爽的凉拌菜和水果。热量和蛋白质(蛋白质食品)供给应充足。可以多吃一些牛奶、鸡蛋、瘦猪肉、牛肉、兔肉、鱼肉、禽肉、豆制品等;如病人厌食油(油食品)腻荤腥,可选吃奶酪、鸡蛋饼、咸鸭蛋等。平时还应多吃蜂蜜(蜂蜜食品),以及米、面等谷类(谷类食品)食品。

　　合理安排三餐时间:早、晚餐应分别安排在清晨 6:00 前、晚上 17:00 后,延长用药和进食时间间隔,减少药物的不良反应。避免用胡椒、芥末等刺激性调味品(调味品食品)。注意饮水,每天不少于 2 000 ml,以减轻药物对消化(消化食品)道黏膜的刺激,促进毒素排泄,牛奶、豆浆和绿豆汤也有助于毒素排泄。

　　在手术出院后宜服用一些有益的抗癌药物,能够补益元气,调理身体,抑制癌细胞的生长增殖,同时对增加癌症病人的食欲很有帮助,能有效改善胃胀、恶心、呕吐、食欲不振等症状。服用同时,还可以适当让病人在饭后小坐或者注意日常的慢行散步,有利于病人的恢复。

### 4. 子宫肌瘤病人术后如何进行饮食调理?

饮食宜清淡,不食羊肉、虾、蟹、鳗鱼、咸鱼、黑鱼等发物以及辣椒、麻椒、生葱、生蒜、白酒等刺激性食物及饮料。子宫肌瘤手术后的饮食不宜过于精致,在日常生活中,大部分病人常以高蛋白质、高能量的饮食为主,忽略了维生素的摄入,而机体的修复是需要各种营养的,尤其是粗纤维食物。对于术后卧床的病人,吃粗纤维食物能起到增强胃肠运动,维持大便通畅。

子宫肌瘤术后病人应食用营养丰富、易于消化、含维生素丰富的食物。如牛奶、鸡、鸡蛋、瘦猪肉、鱼、豆腐、胡萝卜、菠菜、白菜、韭菜、荠菜、雪里蕻、金针菜等。对于年老体弱者,应适当延长吃流质、半流质食物的时间,以利于消化,如藕粉、橘汁等,或选用瘦肉或鲜鱼熬汤,既能保证营养又能增进食欲,病人康复就会加快。

### 5. 妇科手术后的病人有哪些忌口?

妇科手术后一般戒辛辣、烟酒,以少食油盐、清淡为主。中医讲究忌"发物",如姜、花椒、胡椒、羊肉、狗肉等;羊肉,牛肉、腊肉、方便面、火腿肠、罐头类食品等要尽量少吃或者不吃。切忌术后补的太多,应根据病人的身体状况及食物特性,选择口感清淡、营养合理、质量适宜的食物。术后早期,不宜进食牛奶、豆浆等易胀气的食物。能正常进食时,应给予熟烂、嫩、软、少渣,以及营养搭配合理的食物。切忌为了让病人增进食欲、投其所好,而进食辛辣、富含脂肪或煎炸食物。

### 6. 妇科术后的病人能吃鸽肉吗?

对于刚做完卵巢囊肿手术的病人要减少温热食物的摄入,避免吃蟹、带鱼、青鱼、鹅肉、狗肉、辣椒、生葱、生蒜、桂圆、橘子、白酒等。鸽肉性平,鸽肉对病后体弱、血虚闭经、头晕神疲、记忆衰退有很好的补益治疗作用。鸽肉是一种很好的补品,能促使伤口愈合,妇科手术病人可以吃鸽肉补一补以便早日病愈。

### 7. 老年病人妇科手术后吃哪些食物可以补元气?

对于年老体弱者,应妥当延长吃流质、半流质食物的时间,以有利消化,如藕粉、橘汁等,或挑选瘦肉或鲜鱼熬汤,既能保证营养又能增进食欲,使机体很快痊愈。如果存在贫血现象,多吃铁质含量较高的食物,如猪肝、黑芝麻、葡萄、紫菜、枸杞、香菇等。

## 二、 运动指导

### 1. 妇科术后活动的基本原则是什么?

妇科术后尽量避免从事下列活动:骑马、骑脚踏车、剧烈跳舞、久坐及开车以避免盆腔组织充血。手术后 6～8 周内避免提超过 5 kg 的重物,若提物品可使用腹托或束腹带以避免震动所造成的疼痛。依个人的体力来渐进增加活动量,如无不适,体力许可再增加活动量。

### 2. 妇科手术后病人早期下床活动有哪些益处?

首先,病人术后早期下床可以防止肺部并发症的发生。全麻手术经历了气管插管后,呼吸道可能会受到不同程度的刺激,再加上长时间卧床会使肺部活动减弱,手术后病人常因为伤口的疼痛而不敢咳嗽、咳痰,容易使呼吸道内的分泌物堆积在肺内,而引起肺炎。如果术后早期下床活动,或者在无法下床活动时,可在床上进行翻身活动肢体,并积极做呼吸功能锻炼,避免肺部并发症的发生。

其次,卧床期间血液循环速度减慢,而且腹部术后往往禁食水,可使血液变得黏稠,鉴于妇科手术又局限于盆腔,容易形成血栓,特别是下肢静脉血栓。一旦血栓随血流进入肺内,可发生肺栓塞,严重者会威胁生命。如果术后早期下床活动,不能下床者在床上经常做伸屈腿运动,促进血液循环,可预防血栓的发生。早期下床活动可以改善伤口局部的血液循坏,使更多的新鲜血液循环到伤口处,有效地将氧、营养物质、电解质等携带给细胞,从而促进细胞的新陈代谢,并带走细胞的代谢产物,更有助于伤口的愈合。

早期下床活动可以防止腹胀和预防尿潴留。妇科手术后,长时间卧床会导致肠蠕动缓慢,容易发生肠梗阻、肠粘连等并发症,严重者还需再次进行手术治疗。

若能早期下床活动,便可轻松改善肠蠕动,防止腹胀、便秘,增进食欲。妇科手术后病人均会留置尿管导尿,有些人可能由于疼痛或麻醉而引起排尿困难,如早期下床进行适当活动可以减少这种情况的发生,顺利排尿。此外,早期下床活动可以增强战胜疾病的信心。很多病人越是害怕就越是不敢下床活动,但经过起床、站立、走步的实践后,减少了顾虑和恐惧感,便可以增强战胜疾病的信心。

3. 妇科肿瘤术后病人可做哪些运动?

妇科肿瘤术后的运动锻炼分为主动锻炼和被动锻炼。主动锻炼(康复锻炼)是指病人自己能做的各种形式的运动,以提高肌张力,改善持久力和耐力,包括打太极拳、散步、慢跑、骑自行车、做医疗体操等。被动锻炼是指借助于他人的操作(如按摩)而使病人被动接受运动,以改善局部的血液循环,使身心放松,从而帮助机体功能的恢复。

4. 妇科肿瘤术后病人运动何时开始比较好?

妇科术后病人若无禁忌证,可在 1~7 天后离床活动;放疗、化疗病人在无禁忌时,若身体情况许可,可尽早开始锻炼。

## 三、护理指导

1. 妇科手术后病人如何做好伤口护理?

首先要注意保持伤口清洁、干燥,若不慎弄湿伤口,可用清洁的毛巾拭干,并更换胶布。每天观察伤口是否有红、肿、热、痛或不正常分泌物。若伤口经过脐部,需注意脐部清洁。阴道有伤口时,禁止自行用清水灌洗,以免发生感染。手术 1 周后复诊时,由医生检查伤口后判断是否可淋浴(或出院时遵医嘱)。外阴部有伤口时,大小便完后以温水冲洗,擦拭方式由前往后。在淋浴后需将伤口擦干,遵医嘱涂抹药膏。

### 2. 妇科手术后性生活的注意事项有哪些?

一般妇科手术后 6～8 周骨盆内深层组织复原即可进行正常性生活。配偶应多给予精神上的支持,双方可以说出内心的感受及担忧,必要时与医护人员讨论。刮宫手术后 2～3 周可有正常性生活。子宫颈锥形切除者,约手术后 6 周可有正常性生活。盆腔炎症愈后 1 周内不可做阴道内灌洗及性生活。

施行阴道壁修补术者,初期性交会有疼痛。行全子宫根治性手术者,阴道有部分切除者阴道会变短,故性行为时应避免过于剧烈及深入。宫外孕病人手术后 2～4 个月内,避免受孕,避孕方法可与医生讨论选择适合自己的方式。如果术后性交有阴道出血现象,请复诊检查。

### 3. 宫腔镜术后有哪些注意事项?

宫腔镜术后需了解病理诊断,根据病理结果随访。一般术后 3～5 天阴道出血逐渐停止,最多不超过 10～15 天,如果阴道出血量超过月经量,持续时间过长,需要及时到医院就诊和治疗。保持良好的卫生习惯,尤其需保持外阴部清洁卫生,每天用温开水清洗 1～2 次,勤换卫生巾,禁止性生活至少 2 周。出院后注意休息,避免重体力劳动。术后 3 个月后在月经干净后随访 B 超。

### 4. 利普刀(LEEP)术后的注意事项有哪些?

随着检测水平的不断提高,宫颈早期的病变筛查率逐年增高,有些妇女需要早期做利普刀手术,又称为超高频电波刀,其是近年发展起来用于微创性诊断和治疗宫颈疾病的专业技术。利普刀术后要注意定期至妇科门诊换药。术后痂脱落时,可发生出血,故术后密切监测阴道出血情况,量多时及时就诊。注意保持会阴透气,清洁卫生,减少感染造成的伤口愈合不良。伤口愈合后根据病理报告,遵医嘱定期随访检查。

### 5. 子宫肌瘤剥除术后的注意事项有哪些?

子宫肌瘤剥除术后需要休息 1 个月,避免重力劳动;术后 2 周内严密观察阴道出血量,一般不超过月经量,如超过月经量,应及时来医院检查,查明出血原因。另外,术后禁性生活及盆浴 1 个月,以免继发感染。术后如有腹痛、发热、手术切口愈合不良、不规则阴道出血等症状需及时就诊;加强营养,饮食以清淡、易消化、高蛋白、高维生素营养丰富饮食为主。饮食中应有粗纤维素,防止发生便秘;子宫肌瘤剥除术病人,保留子宫不排除疾病复发,或发生其他肿瘤的可能,需定期复诊,首次复诊为术后 2 个月,之后需按预约时间定期检查。复查内容包括:妇科检查,B 超等影像学检查,并进行宫颈癌前病变筛查等;保持外阴清洁,及时更换内裤及卫生护垫;生殖年龄者严格避孕 2 年,避孕方式宜选择工具避孕或口服避孕药避孕。

### 6. 盆底功能障碍性疾病术后注意事项有哪些?

①术后 2 周内严密观察阴道出血量,一般不超过月经量,如阴道出血量多或出血 2 周未净或阴道异物,应及时来医院检查,查明出血原因;②禁性生活及盆浴 3 个月,以免影响组织愈合及感染;③加强营养,饮食以清淡、易消化、高蛋白、高维生素营养丰富饮食为主。饮食中应有粗纤维素,防止发生便秘;④保持外明清洁,及时更换内衣裤及卫生护垫;⑤平素练习缩阴,每天练习 3 次,每次半小时;注意休息,避免增加腹压的活动,避免重力劳动。

### 7. 妊娠滋养细胞疾病术后注意事项有哪些?

①注意休息,如有腹痛、阴道出血多及时就诊。②禁性生活、盆浴 1 个月,严格避孕(避孕套)1~2 年。③葡萄胎清除术后每周 1 次做血人绒毛膜促性腺激素(HCG)测定,直至降低至正常水平

3次。之后6个月内每月复查1次,再之后每2个月1次,共6个月,自第1次阴性后共计1年。而滋养细胞肿瘤的随访指的是在治疗结束后,第1次是在出院后3个月,然后每6个月1次至3年,此后每年1次直至5年,以后可每2年1次。④随访的内容包括了解月经情况,有无阴道出血、咳嗽、咯血,进行妇科检查,必要时B超、X线胸片或CT检查。

### 8. 卵巢肿瘤及卵巢巧克力囊肿剥除术后的注意事项有哪些?

病人要注意调整自己的情绪,应该经常保持乐观开朗的心态,进而可以使机体免疫系统的功能正常。例如,卵巢切除病人,术后可出现潮热、盗汗、烦躁、易怒等围绝经期症状,视情况可行激素替代治疗。如有生育要求的病人可尽早受孕,孕期可有效延缓巧克力囊肿的进展。术后需定期随访,包括肿瘤标记物及阴道超声检查。

### 9. 妇科术后如何做好个人卫生?

妇科术后每天至少清洗外阴部一次(清水即可),并观察有无分泌物及其颜色、量、气味。如果有留置导尿管带回时,请护理人员教导正确冲洗、消毒尿管方法,每天至少两次,排便后需冲洗。在手术后6周内不可作阴道灌洗或用卫生棉塞,以防逆行性感染。如厕后,由前往后擦拭。洗澡以淋浴为佳,避免盆浴。

### 10. 妇科手术后什么时间进行复查?

一般来说,在手术出院当天医生会为您预约复诊追踪治疗的时间,请依预约时间至门诊检查复原情况,并决定是否继续服药或再次门诊检查。对于有性生活女性,每年应做一次宫颈涂片检查。若有异常现象,如发热、腹部剧烈疼痛、阴道有异常分泌物,伴有恶臭或不正常的出血情形,应立即就医。经阴道子宫切除者、根治性手术者、阴道后修补者,应注意小便是否顺畅,如有尿频、尿量减少、烧灼感、刺痛感、尿滞留等现象,需立即就医。

### 11. 妇科手术后伤口多长时间拆线?

术后伤口如果需要拆线,腹腔镜手术的伤口一般在术后4～5

天拆线,经腹手术是术后第 6～7 天拆线,拆线后 1 周揭去伤口敷料,1 周后可以沾水洗澡。术后 2 周开始,伤口可能会有些瘙痒,这是正常反应。如果遇到有伤口化脓或者有较多渗液的情况,需要到医院就诊检查。

### 12. 妇科手术后月经何时会来潮?

通常情况下,手术不影响月经,除卵巢手术,若是手术过程中同时剔除了黄体,有可能会导致月经的提前,个别病人可表现为月经紊乱,这与手术的应激有关,无需处理,进行临床观察。很多盆腔手术的病人术后第一次月经时反应会比较重,这与盆腔局部创面充血和炎症反应有关,通常无需特殊处理,或在医生指导下服用止痛药。

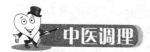

### 1. 妇科手术后如何恢复肠蠕动?

可用中药大黄 10 g 放于杯中,加开水 200～300 ml,泡 30 分钟,于术后 20 小时左右,适量分次频服,1 小时内服完,有助于病人排气。或可选用四磨汤口服。

### 2. 卵巢囊肿病人术后如何进行药膳调理?

(1) 丹桃紫草粥:将丹参 30 g,赤芍 15 g,紫草根 20 g,大黄 6 g,甘草 6 g,煎汤去渣,入薏苡仁 60 g,白糖适量煮成粥。每天 1 剂,分 2 次食用,连服 15～20 天为 1 个疗程。

(2) 核桃仁粥:先将核桃仁 15 g,鸡内金 12 g 捣烂如泥,加水研汁去渣。同粳米 100 g 煮为稀粥。上为一日量,分顿食用。连服 10 天为 1 个疗程。

(3) 菱角薏米花胶粥:菱角 500 g,生薏米 100 g,花胶(鱼肚)150 g,陈皮半个,黏米适量,盐少许。将各材料分别用清水洗净备

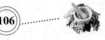 

用;菱角去壳取肉,花胶先用清水浸透发开并切块;瓦煲内加适量清水,猛火煲至水开后放入材料,等水再开起改用中火继续煲至黏米开花成稀粥,调味即可食用。

### 3. 如何预防妇科盆腔术后双下肢深静脉曲张?

双下肢深静脉血栓形成是妇科盆腔手术后一种常见并发症,常见于产后、盆腔手术后、肥胖、长期卧床的病人。西医采用硫酸镁湿敷,也可配合选用中药热敷。热敷中药为:透骨草、桂枝、细辛、败酱草、没药、赤芍、三棱、鸡血藤、红藤、蒲公英,与毛巾同煎后将热毛巾热敷于双下肢。每天2次,上、下午各1次。

### 4. 妇科术后如何利用简单中医调理以利于病人康复?

针对病人术后气血亏虚,容易感染的特点,可常规服用以下中药有助于病人早日康复:党参20 g、厚朴10 g、连翘10 g、蒲公英15 g、香附10 g、莱菔子15 g、麦冬10 g、五味子5 g、焦山楂15 g、紫地丁等任选3~5味煎汤服用,早、晚各1次。有助于预防术后尿潴留、泌尿系感染、肠胀气、盆腔感染等。

### 5. 妇科恶性肿瘤术后如何配合运用中医进行情志调理?

妇科恶性肿瘤发病率逐年增高,尽管越来越多的病人得到了早期诊断、治疗,但疗效仍不尽如人意。除了恶性肿瘤的易复发、易转移的特征,还与病人的自身心理因素有关。可配合中医情志治疗,有助于病人康复。从而减轻或消除引起病人痛苦的各种不良情绪和行为。

简单易行的方法就是佩戴中药香囊:石菖蒲、肉桂、藿香、玫瑰花、合欢花、薰衣草。可以安神助眠,改善病人焦虑、抑郁情绪。

### 6. 妇科手术后病人出现睡眠障碍如何处理?

(1) 术后应起居有节,睡前禁饮浓茶、咖啡或酒等刺激性饮品,饮食宜清淡,饥饱适度。

(2) 按压涌泉穴(图12-1),以足心透热为佳。

涌泉穴位于足前部凹陷处第2~3趾趾缝纹头端与足跟连

线的前 1/3 处,当用力弯曲脚趾时,足底前部出现的凹陷处就是涌泉穴。

（3）中药水煎泡脚:磁石 10 g,远志 20 g,石菖蒲 15 g,酸枣仁 20 g,丹参 10 g,水煎泡脚 30 分钟,每天 1 次,5 次为 1 个疗程。

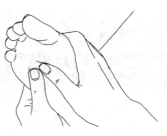

图 12 - 1  涌泉穴

### 7. 子宫肌瘤、卵巢囊肿病人术后如何进行药膳调理?

（1）益母草 50～100 g,陈皮 9 g,鸡蛋 2 个,加水适量共煮,蛋熟后去壳,再煮片刻,吃蛋饮汤。月经前每天 1 次,连服数次。

（2）元胡、艾叶、当归各 9 g,瘦猪肉 60 g,食盐少许。将前 3 味加水 3 碗,煎成 1 碗,去药渣,再入猪肉煮熟,用食盐调味服食。月经前每天 1 剂,连服 5～6 剂。

（3）桃树根 100 g,洗净,猪瘦肉 150 g,洗净,切成 2～4 cm 长,1 cm 宽的块,放入砂锅内,加葱、姜、盐、清水、酱油,用武火烧沸后,转用文火炖熬至肉熟透即成,食肉喝汤。

（4）山楂木耳红糖煎:山楂 100 g,黑木耳 50 g,红糖 30 g。山楂水煎约 500 ml 去渣,加入泡发的黑木耳,文火煨烂,加入红糖即可。每天 2～3 次,5 天服完,可连服 2～3 周。

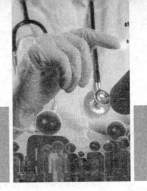

# 第十三章
## 子宫内膜异位症

　　子宫内膜异位症是妇科常见病,是指具有生长功能的子宫内膜组织出现在子宫腔被覆内膜及宫体肌层以外的其他部位。该病临床表现多种多样,组织学上虽然是良性,但却有增生、浸润、转移及复发等恶性行为,是生育年龄妇女最常见的疾病之一。异位子宫内膜可以侵犯全身任何部位,但绝大多数位于盆腔内,其中宫骶韧带、子宫直肠陷凹及卵巢为最常见的受侵犯部位,其次为子宫浆膜、输卵管、乙状结肠、腹膜脏层,阴道直肠膈亦常见。异位内膜也可出现在身体的其他部位如脐、膀胱、肾、输尿管、肺、胸膜、乳腺、淋巴结等。

　　一般见于生育年龄妇女,以 25～45 岁妇女多见,发病率 10%～15%。近年来,其发病率有明显升高趋势。生育少、生育晚的女性发病明显多于生育多者,绝经后或切除双侧卵巢后异位内膜组织可逐渐萎缩吸收,妊娠或使用性激素抑制剂抑制卵巢功能可暂时阻止此病的发展,故子宫内膜异位症是激素依赖性疾病,通常认为绝经后妇女罕见。但有报道绝经后妇女仍有 2%～4%因子宫内膜异位症而需要腹腔镜手术,其中大多数为激素替代治疗者。

　　子宫内膜异位症的临床表现多种多样,病变部位不同,临床表现也不相同。症状特征大多与月经周期密切相关。常见有疼痛、月经异常和不孕,约 25% 的病人无任何症状。育龄妇女有继发性痛经,进行性加重、不孕或慢性盆腔痛、性交痛等,盆腔检查盆腔内有触痛性结节或子宫旁有不活动的囊性肿块,应高度怀疑为子宫内膜异位症。确诊应首选腹腔镜检查,也可剖腹探查获得组织病理诊断确诊并确定分期。少数情况下,病理未发现异位子宫内膜的证据,但临床表现和术中所见符合子宫内膜异位症特征,也可诊断。

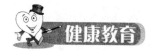

## 一、饮食调理

### 1. 子宫内膜异位症如何饮食?

对子宫内膜异位症病人来说,在日常饮食中切记暴饮暴食,要以补给营养为主,这才能促进病情快速治愈。饮食要以清淡为主,不可食用腥发之物,尤其是鱼虾类。多食用些营养丰富的蔬菜,如芹菜、紫菜、冬瓜、海带、菠菜等,也可适当食用肉类补充蛋白质。避免食用桂圆、红枣、阿胶等,以免导致体内激素失衡。对于辛辣食物要禁食,以免加重病情,如辣椒、生蒜、麻椒、生葱、白酒等。

### 2. 子宫内膜异位症可以食疗治愈吗?

食疗对子宫内膜异位症具有一定的调理作用,但不会治愈。通过辨证实施治疗的方法,外敷在固定的穴位,内病外治,达到辅助治疗的目的。食疗方法有:阳起石牛肾粥:阳起石 30 g 用纱布包裹,加水 1.5 L 煎 1 小时,取澄清煎液,入牛肾 1 个、大米 50 g、适量水,如常法煮粥,粥熟后入油盐及调料食用。木耳汤:黑木耳 15 g、红糖适量共加水 500 毫 ml 煮烂食用。桃仁粥:桃仁 15 g 捣烂,加水浸泡,研汁去渣,与粳米 50 g 同入砂锅,加水 500 ml,文火煮成稀粥,调红糖适量食用。

3. 听说子宫内膜异位症病人多吃鱼有好处,有道理吗?

含鱼油丰富的饮食对缓解子宫内膜异位症病人月经期的腹痛很有帮助,鱼油被认为可以抑制前列腺素的生成,可有效缓解因此病引起的下腹疼痛。子宫内膜异位症病人可以多吃一些秋刀鱼,其属于一种深海鱼,而深海鱼类中含有的某种脂肪酸,是一种天然的药类,对子宫内膜异位症病人是非常有好处的。

## 二、 护理指导

### 1. 子宫内膜异位症日常如何调理?

子宫内膜异位症病人首先要调整自己的情绪,保持乐观开朗的心态,促使机体免疫系统发挥正常功能,所谓"正气内存,邪不可干"就是这个道理。平时需避免感寒着凉。月经期间,禁止一切激烈体育运动及重体力劳动,杜绝性生活;同时控制自己的情绪,少生闷气,减少内分泌激素水平的改变。尽量避免人工流产和刮宫,掌握计划生育避孕方法。

### 2. 子宫内膜异位症病人可以自行口服避孕药吗?

口服避孕药可降低垂体促性腺激素水平,抑制排卵,并直接作用于子宫内膜和异位内膜,导致异位内膜萎缩。长期连续服用可造成类似妊娠的人工闭经,故称假孕疗法。目前常用低剂量高效孕激素和炔雌醇的复合片,可缓解痛经和减少月经量。可连续应用或周期性应用,连续应用的疗效比较肯定。口服避孕药的不良反应相对较轻,常见的有恶心、乳房疼痛、体重增加、情绪改变等,还应警惕血栓形成的风险。不建议自行服用,建议咨询专业医生后服用。

## 三、 运动指导

### 1. 运动有助于子宫内膜异位症的治疗吗?

有研究显示,每周运动超过 2 小时的女性,子宫内膜异位症的概率比没有运动者减少了 1 倍。其中以练习跑步和弹跳效果最佳,因为这两种运动对肌肉和关节的牵拉和刺激作用最强,后者又能提高雄性激素的浓度。

合理的运动有利于子宫内膜异位症的治疗。最好是制订一个科学的运动方案,这样才能避免运动过量而加重病情。但是,经期最好避免运动,因为生理期的女性体质较弱,一旦激烈运动,会增加治疗的难度。

### 2. 子宫内膜异位症治疗后会复发吗?

子宫内膜异位症是有可能复发的,子宫内膜异位症的复发不仅与手术有很大的关系,和病人的年龄等也有很大的关系。对于接近绝经期的女性来说,由于雌激素分泌功能的降低,使复发率也随之下降。而育龄期女性的复发概率则相对较高。

### 3. 子宫内膜异位症病人如何运动?

运动可以促进体内制造脑内啡,这是天然的止痛剂。子宫内膜异位症病人应该采取温和的运动方式,如走路。因为过度震动的运动会拉扯愈合的瘢痕组织。也可采取指压疗法缓解疼痛,常用两个穴位:①腿内侧脚踝骨上方 5 cm 左右处的三阴交穴;②手背拇指与示指所形成"V"字形底部的合谷穴。

### 4. 剧烈运动会导致子宫内膜异位症吗?

剧烈运动是不会导致子宫内膜异位症的,但是子宫内膜异位症的病人不适合剧烈运动,可以做一些有氧运动,如瑜伽、慢跑等。

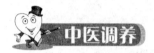

## 1. 子宫内膜异位症如何进行药膳调理?

(1) 鸡蛋芎酒汤:鸡蛋 2 枚,川芎 9 g,黄酒适量。前两味加水约 600 ml 同煮。蛋熟去壳再煮片刻,酌加黄酒,食蛋饮汤。月经前 3 天开始服用,每天 1 剂,连服 5 天。

(2) 大米桂心粥:大米 60 g 加水 600 ml 煮粥,半熟时入桂心末 5 g 煮至粥熟食。月经前 2 天开始,每天 1 剂,连服 1 周。

(3) 乌鸡汤:雄乌鸡 1 000~1 500 g 切块,黄芪 100 g。将鸡洗净,黄芪切段入鸡腹中,加水没过鸡面,煮沸后小火炖烂熟,调味服食。月经前 3 天服用,5 天服完。

## 2. 治疗子宫内膜异位症有偏方吗?

妇科疾病首要的症状就是痛经,因此如果女性出现痛经的症状要及时去医院检查一下,排除子宫内膜异位症,在医生的建议下有针对性地进行治疗,不建议自行使用偏方治疗。

## 3. 治疗子宫内膜异位症有哪些中成药?

(1) 异位胶囊。方药:浙贝母 15 g,山慈菇 15 g,血竭 15 g,丹参 15 g,鳖甲 15 g,薏苡仁 15 g,夏枯草 15 g。用法:每次服 4 粒,每天 3 次,3 个月为 1 个疗程。经期不停药。

(2) 良方温经丸。方药:当归 15 g,川芎 15 g,赤芍 15 g,莪术 15 g,党参 15 g,怀牛膝 15 g,鸡血藤 15 g,生牡蛎 15 g,菟丝子 15 g,肉桂心 10 g,鳖甲 10 g,淫羊藿 10 g,干姜 6 g,小茴香 6 g,炙甘草 6 g。用法:每天 8 剂,每天 3 次。经期不停药,3 个月为 1 个疗程。

(3) 三棱莪术合剂。丹参 15 g,赤芍 15 g,浙贝母 15 g,郁金 15 g,枳壳 15 g,当归 15 g,鳖甲 12 g(先煎),三棱 10 g,莪术 10 g,

鸡内金10 g,水蛭6 g。用法：每天1剂,以水煎,分2次服。月经干净2～3天开始服至下次月经来潮,3个月为1个疗程。

### 4. 子宫内膜异位症适合艾灸治疗吗?

艾灸可以活血化瘀,温经散寒,疏通经络。而且艾灸简单,任何人都可以学会自己操作治疗。可以艾灸中脘、神阙、关元、八髎穴、足三里、三阴交,这些穴位治疗子宫内膜异位症有一定疗效。

**图书在版编目(CIP)数据**

妇产科出院病人中医调养/许金玉主编. —上海:复旦大学出版社,2018.7
(出院病人健康教育与中医调养丛书/孙文善总主编)
ISBN 978-7-309-13684-5

Ⅰ.妇… Ⅱ.许… Ⅲ.妇产科病-中医学-康复医学 Ⅳ.R242

中国版本图书馆 CIP 数据核字(2018)第 099166 号

**妇产科出院病人中医调养**
许金玉 主编
责任编辑/傅淑娟

复旦大学出版社有限公司出版发行
上海市国权路 579 号 邮编:200433
网址:fupnet@fudanpress.com http://www.fudanpress.com
门市零售:86-21-65642857 团体订购:86-21-65118853
外埠邮购:86-21-65109143 出版部电话:86-21-65642845
浙江省临安市曙光印务有限公司

开本 890×1240 1/32 印张4 字数95千
2018 年 7 月第 1 版第 1 次印刷

ISBN 978-7-309-13684-5/R·1689
定价:20.00 元